# 妙用36大穴保健康

掌中查

掌中查享生活

龚仆◎主编

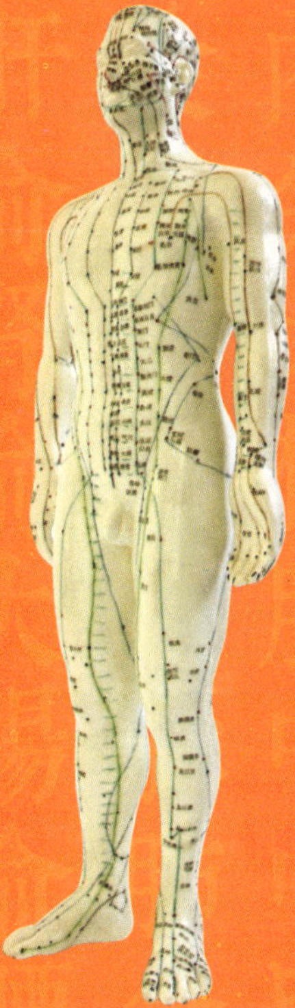

上海科学普及出版社

**图书在版编目（CIP）数据**

妙用36大穴保健康掌中查 / 龚仆主编. -- 上海：上海科学普及出版社，2013.11

（掌中查享生活）

ISBN 978-7-5427-5910-8

Ⅰ.①妙… Ⅱ.①龚… Ⅲ.①穴位疗法－图解 Ⅳ.①R245.9-64

中国版本图书馆CIP数据核字（2013）第248557号

**责任编辑** 张　帆

**妙用36大穴保健康掌中查**

龚　仆 主编

上海科学普及出版社出版发行

（上海中山北路832号　邮政编码 200070）

http://www.pspsh.com

---

各地新华书店经销　北京缤索印刷有限公司

开本 880×1230　1/64　印张 4.375　字数 140千字

2013年11月第1版　2013年11月第1次印刷

---

ISBN 978-7-5427-5910-8　定价：24.80元

# 目录

CONTENTS

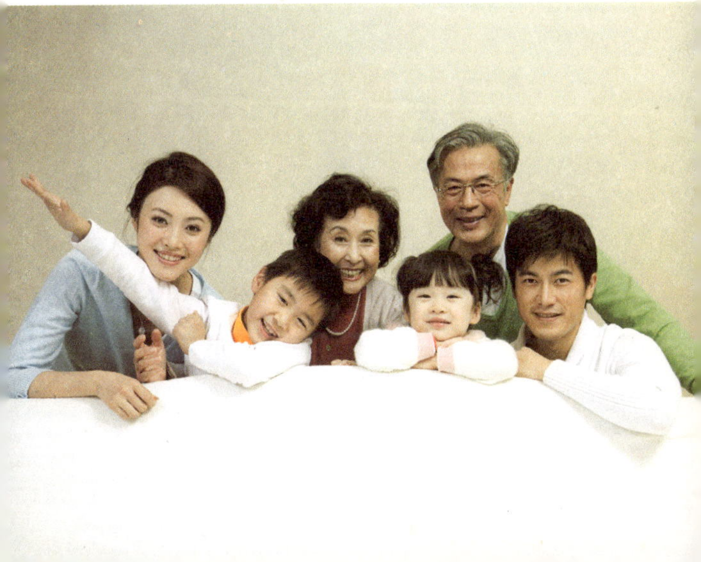

# 百会穴

主治：失眠/头痛/健忘/胃下垂

一提二暖三安神，百病须向百会寻。

《道藏》云："夫脑者，一身之宗，百神之会，故名百会。"百会穴是全身阳气和神志会聚的地方，因此名为百会。此外，杨继洲在《针灸大成》中对百会穴有这样的描述："犹天之极星居北"，即它就像人体的北极星，是全身穴位的重要统领，为各经脉气会聚之处，位于人体正中的最高部位。

**《归属经脉》** 督脉（奇经八脉）。

**《主要功效》** 安神宁志，醒神开窍，疏通脑络，升提中气，振奋阳气。

**《适用人群》** 中青年、老年人都比较适合用百会穴进行保健。

**《适用症状》** 1.怕冷、手脚偏凉、大便偏稀。2.气短、胸闷、胃下垂、食欲缺乏。3.失眠、健忘、反应迟钝、烦躁不安、嗜睡。4.头痛、脱发等。

# 《标准定位与简易取穴》

## 标准定位

位于头部正中线上，前发际向后5寸。

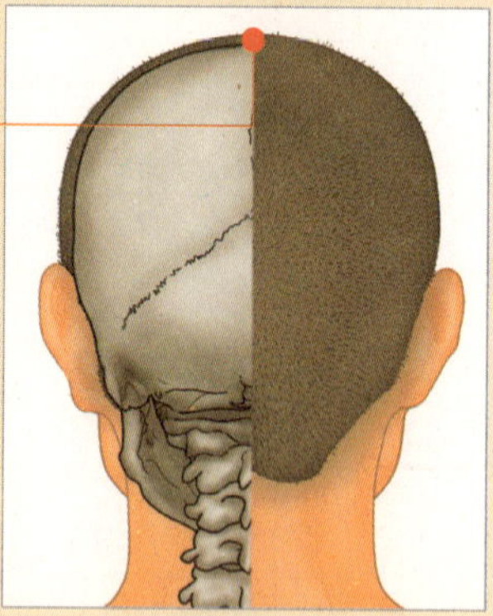

## 简易取穴

两耳尖的连线与头部正中线的交点。

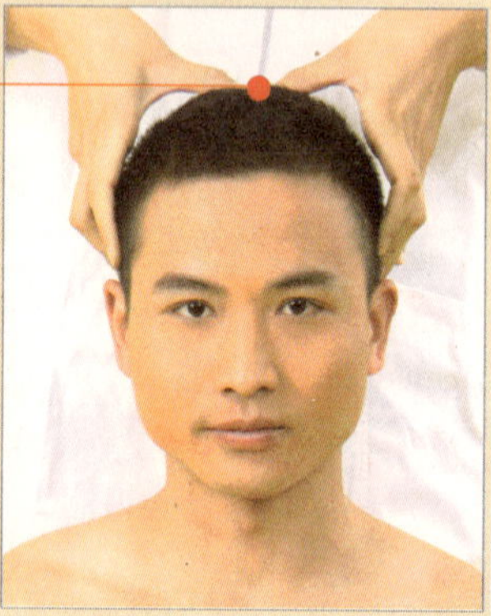

## 按摩

### 手法1

一指禅推法：把右手拇指的内侧面放在百会穴上，然后用肩关节带动肘关节，用肘关节带动腕关节，用腕关节带动拇指在穴位上做一左一右的摆动动作。

### 手法2

点法：把右手中指或食指（如果力气比较小可以两指同时用）的指腹放在穴位上，然后用手腕发力，缓缓地在穴位上进行点按，力度要由小到大，以受力者能耐受为度。

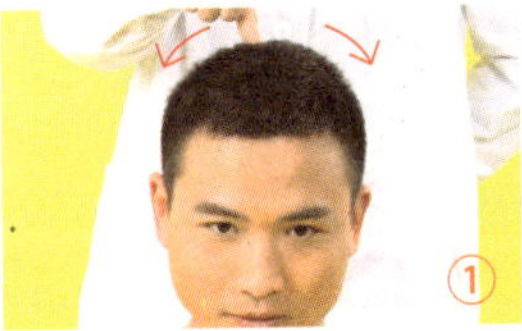
①

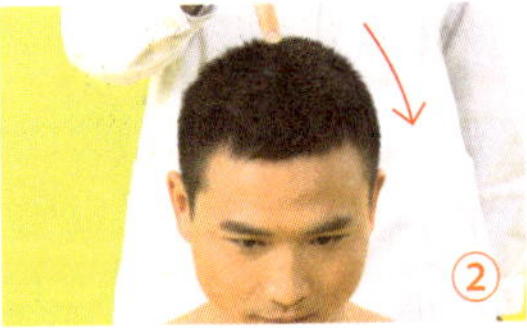
②

### 操作步骤

先用一指禅推法在百会穴上推1～2分钟，之后再用点法在百会穴上点按30下左右，最后再用一指禅推法在百会穴上放松半分钟即可。

| 手 法 | 时 间 | 力 度 |
|---|---|---|
| 1.一指禅推法<br>2.点法 | 3分钟 | 由小到大，以受力者能耐受为度 |

## 适应证

1. 头晕、头痛、失眠、健忘。
2. 烦躁、焦虑、情绪不稳定等。
3. 轻微的胃下垂、脱肛、下肢静脉曲张等病症。

## 常用配伍

**失眠** 常配合用安眠穴

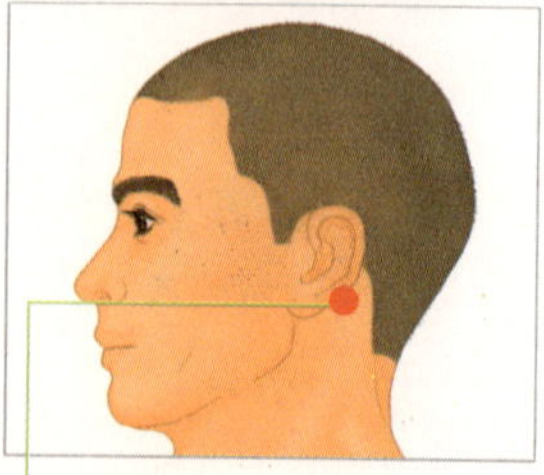

安眠穴：在项部，翳风与风池连线中点。

**健忘** 常配合用四神聪穴

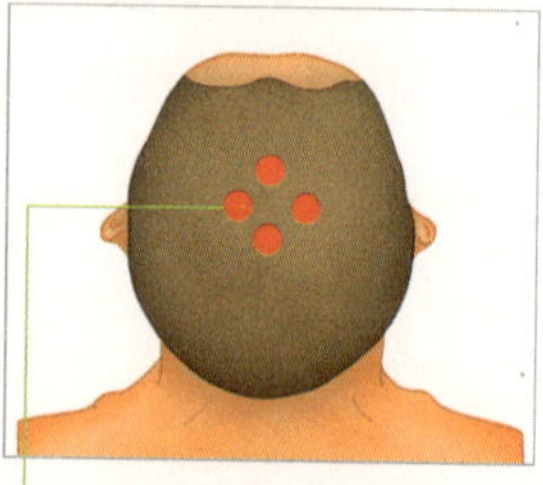

四神聪穴：在头顶部，百会穴前后左右各1寸，共4穴。

## 艾灸

### 手法

艾条温和灸：将艾条的一端点燃，对准百会穴，距离皮肤2~3厘米进行艾灸，通常要使被艾灸的人有温热感而没有灼痛感为宜。操作者应把另一只手的食指和中指分开，放在穴位的两侧，这样可以通过自己手指的感觉来预测被艾灸者的受热程度，可以防止烫伤。

### 操作步骤

用艾条温和灸的方法在百会穴上熏灸，时间5~7分钟或者以患者感到温热舒服为度。注意在艾灸过程中要及时将灰掸落，并且不要用嘴吹艾条，要让其自然燃烧。

| 手法 | 时间 | 温度 |
| --- | --- | --- |
| 艾条温和灸 | 5~7分钟 | 以感到温热舒服为度 |

### 适应证

1. 全身怕冷、手足冰凉、长期便溏、五更泻等阳气不足的病症。
2. 中重度的脏器下垂，例如胃下垂、脱肛、子宫脱垂等。

## 常用配伍

**便溏** 常配合用中脘穴

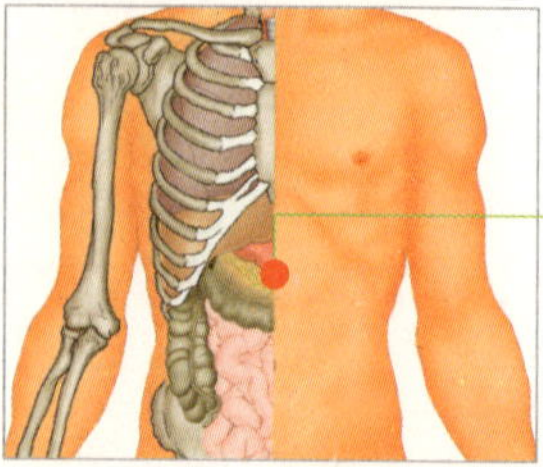

中脘穴：在上腹部正中线上，脐中上4寸。

**五更泻** 常配合用肾俞穴、命门穴

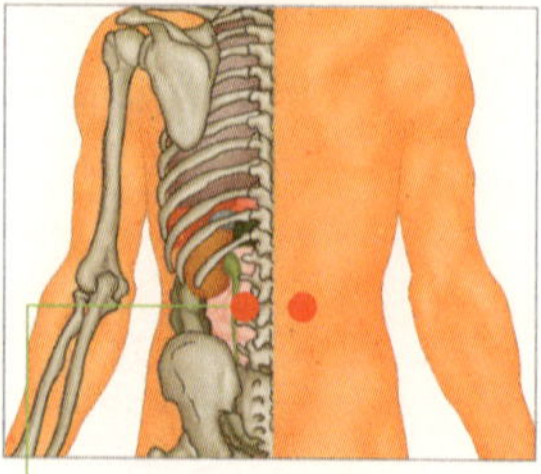

肾俞穴：在腰部，第2腰椎棘突下，后正中线旁开1.5寸。

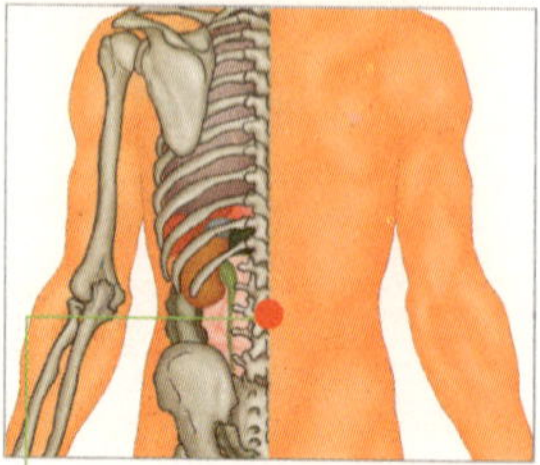

命门穴：在腰部，后正中线上，第2腰椎棘突下凹陷中。

# 百会穴补充阳气

宋朝时，有一个大户人家的老爷怕儿子会骄奢不堪，于是从小在吃穿上都秉承满足六七分的原则。但儿子长到7岁后，个头小，身体瘦弱，反应也慢，而且不愿意说话。家人很着急，遍访名医。

这天，一位大夫前来诊治，把完脉后开处方。等到孩子喝下药半个时辰后，大夫特地在孩子的百会穴扎了一针，然后嘱咐家人，以后在孩子每次喝完药半个时辰后要轻揉百会穴81下。

1年半后，大夫再次来到这家，一进门就看到当年那个男孩正在玩耍。老爷看到大夫便询问治病的医理。大夫笑答："公子的病很好治，无非是喂养不足，造成阳气不足，日久累及脾肾的结果。公子吃药半个时辰后我扎百会穴是帮助他运送药力。让你们给他按此穴也是在帮助他补充阳气。"

# 太阳穴

主治 头痛/近视/失眠

泻火醒脑祛头疾，太阳高悬令目明。

我们可以想象，自然界有了太阳，天地就会变得明亮，人体也是这样，太阳穴也有使人感觉更加明亮的作用，这一作用反映在它泻火明目的功效上。另外，太阳穴位于人体的头部，也有治疗头部疾病的作用。

《归属经脉》十四经之外，为经外奇穴。

《主要功效》开窍醒神，通络止痛，泻热明目，缓解疲劳。

《适用人群》1.按摩太阳穴适合所有人，也适合所有体质的人。2.在太阳穴进行刮痧适合体质偏壮实的成年人。3.青少年和婴幼儿不宜使用此穴位进行艾灸，其他方法也需要酌情使用。

《适用症状》1.头痛、失眠等。2.视力下降。

# 标准定位与简易取穴



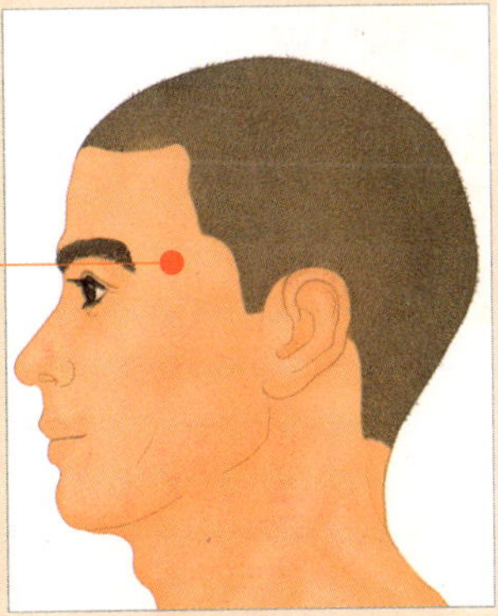

## 标准定位

眉梢与外眼角之间向后约1寸处的凹陷中。

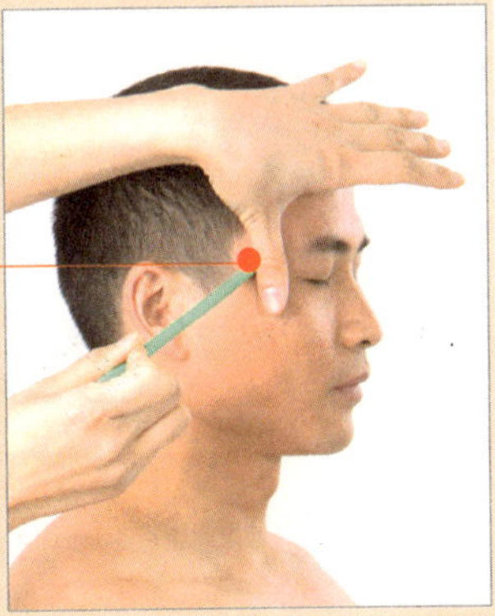

## 简易取穴

将拇指横纹平放在眉梢和外眼角之间，拇指横纹外侧即是。

## 《经典实用养生法》

### 按摩

#### 手法1

按揉法：将中、食两指的指腹放在太阳穴上，稍微用力，然后顺时针做有一定渗透力的环形运动，运动的速度要慢，力度以受力者能耐受为度。

#### 手法2

点法：把右手中指的指腹放在太阳穴上，然后用手腕发力，缓缓地在穴位上进行点按，力度要由小到大，以受力者能耐受为度。

#### 手法3

抅法：双手食指弯成钩状，将食指内侧面贴紧太阳穴皮肤，然后夹住穴位，同时向后进行抅抹。

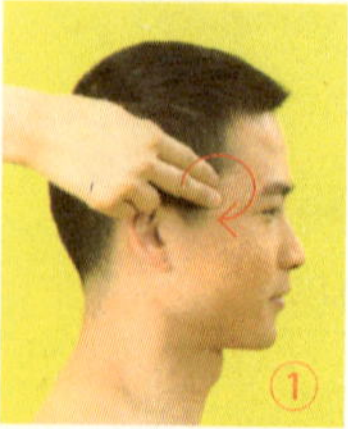
①

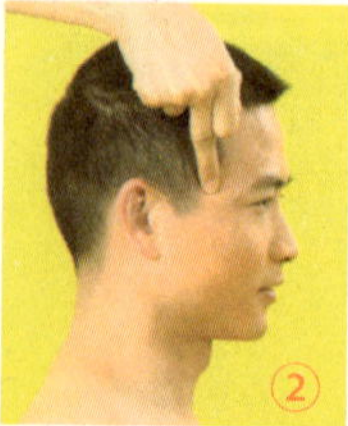
②

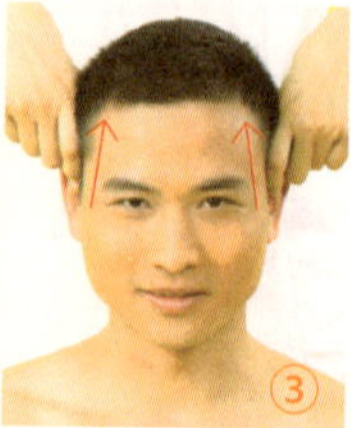
③

## 操作步骤

先用按揉法在太阳穴上放松1～2分钟，再用点法在穴位上点按30下左右，再用拘法拘抹30下左右，最后用按揉法在穴位上放松半分钟即可。

| 手 法 | 时 间 | 力 度 |
|---|---|---|
| 1.按揉法<br>2.点法<br>3.拘法 | 3～5分钟 | 轻柔，以受力者能耐受为度 |

## 适应证

1. 头痛、头晕、头胀、记忆力下降、失眠、情绪不稳定等头部及精神疾患。
2. 近视、视疲劳等眼部不适。

## 常用配伍

**偏头痛** 常配合用丝竹空穴

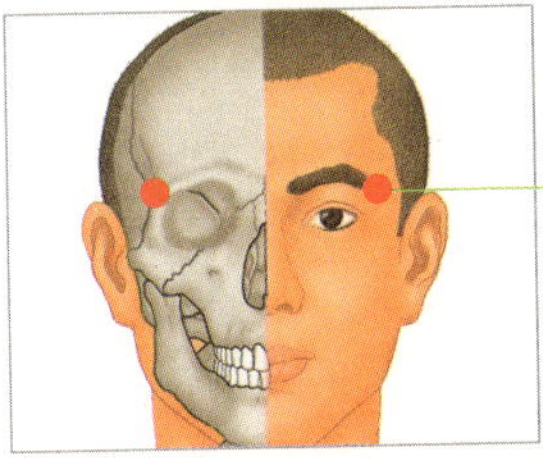

丝竹空穴：在面部，眉梢凹陷处。

## 失眠 常配合用安眠穴、四神聪穴

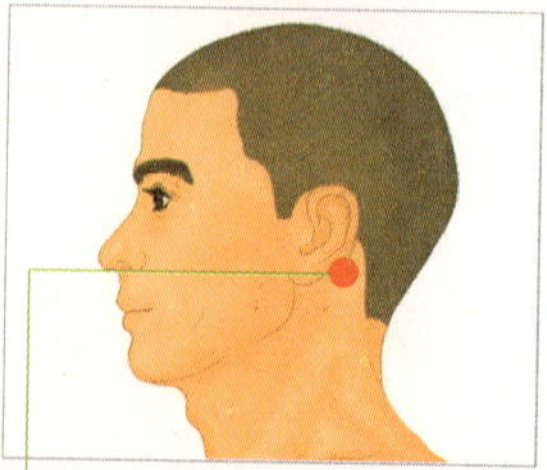

安眠穴：在项部，翳风与风池连线中点。

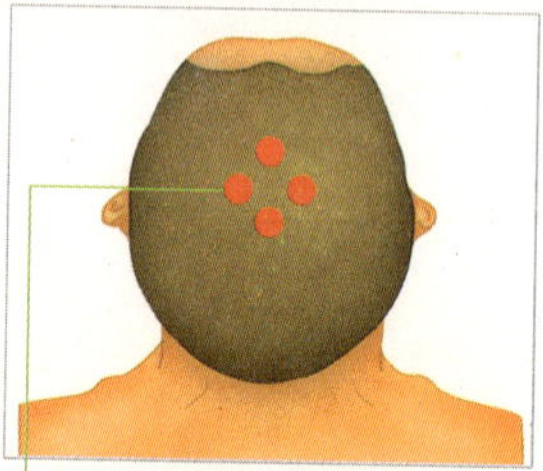

四神聪穴：在头顶部，百会穴前后左右各1寸，共4穴。

## 近视等眼部疾患 常配合用睛明穴、四白穴

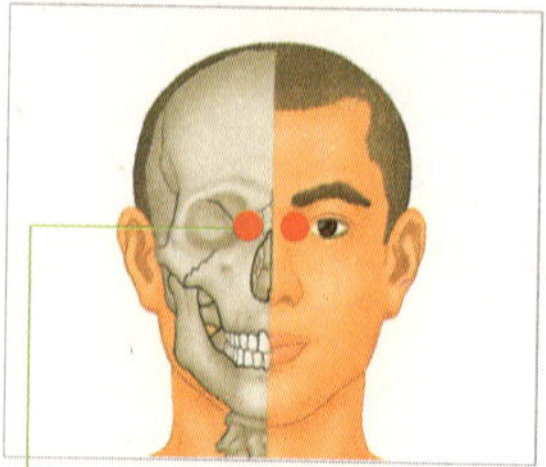

睛明穴：在面部，目内眦角稍上方的凹陷中。

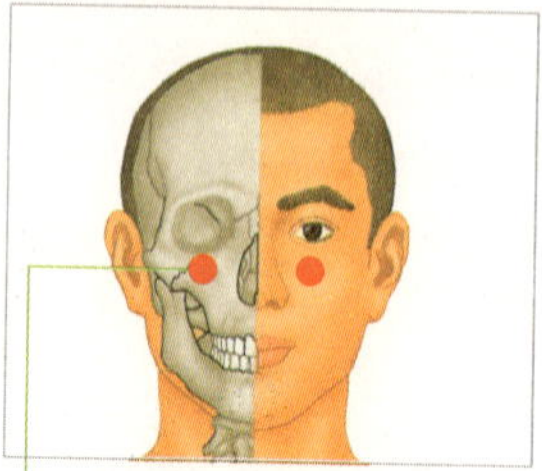

四白穴：在面部，瞳孔直下，眶下孔凹陷处。

## 拔罐

### 操作步骤

选用大小合适的火罐，对太阳穴进行吸拔，留罐5～10分钟。

| 手法 | 时间 | 力度 |
| --- | --- | --- |
| 拔罐 | 5～10分钟 | 一般 |

### 适应证

头痛。

### 常用配伍

**头痛** 常配合用大椎穴

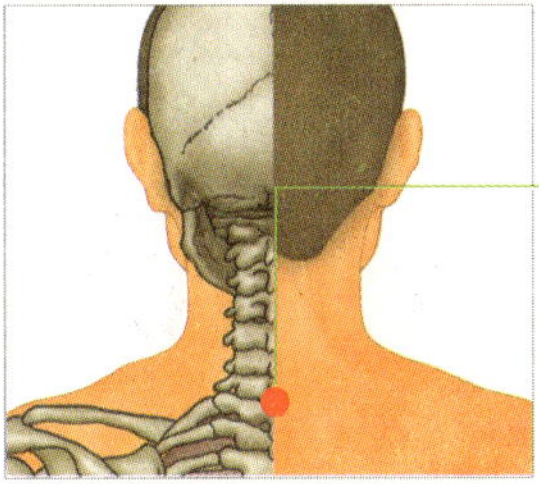

大椎穴：在后正中线上，第7颈椎棘突下凹陷中。

## 刮痧

### 操作步骤

先在太阳穴抹上刮痧油，再用刮痧板的一角在太阳穴皮肤上做由前向后的刮拭。

| 手法 | 时间 | 力度 |
| --- | --- | --- |
| 角刮法 | 当太阳穴出现痧点或者痧斑时即可 | 不宜过重 |

### 适应证

头痛、头晕、偏头痛、失眠、婴幼儿发热等。

### 常用配伍

**头痛** 常配合用印堂穴

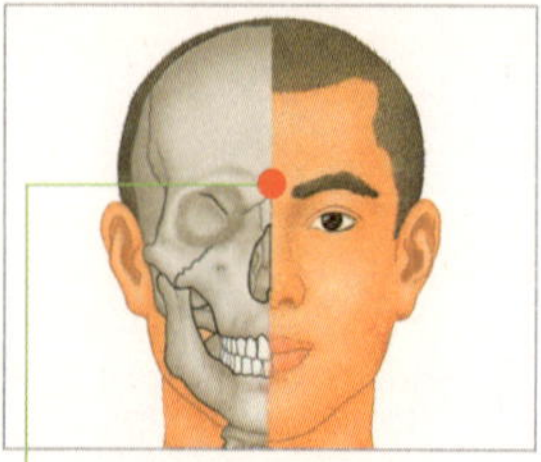

印堂穴：位于两眉毛内侧端的中间凹陷处。

**失眠** 常配合用安眠穴

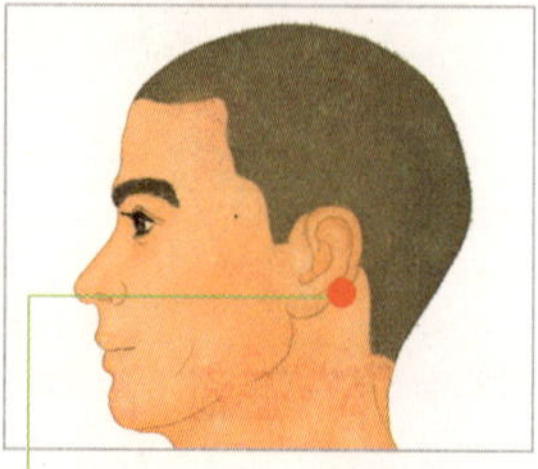

安眠穴：在项部，翳风与风池连线中点。

# 太阳穴放血祛热病

元代朝中一位姓杨的参政，已经73岁了，经常感觉天旋地转、眼前发黑、视物模糊、恶心，还伴有烦闷、偏头痛，前额和侧头部微微有些肿，并且颜色发紫。

当时的著名医师罗天益看过他的状况后得出结论，老先生年轻时喜欢喝酒，导致湿热和痰热积攒在身体里，到处流窜，堵到哪里，哪里就会出现问题。

《黄帝内经》中说“热则疾之”“高巅之上，射而取之”。即热病可以用放血的方法进行治疗，而放血的地方应当是在头上。于是，罗天益就用三棱针在老先生的太阳穴及其附近点刺放血，共放了二十几处。只见这些地方出的血结成露珠一般，十分黏稠，而且颜色紫黑。过了没多久，老先生的症状大为减轻。

# 四白穴

主治

视力下降/面瘫/色斑

通络明目用四白，皮肤美白代谢快

“四白”实际上是“似白”的误写，也就是说，用了这个穴，眼睛似乎比以前要明亮了，也就是“白”了。而后来人们用这个穴位来美白，我们也可以把这个“白”理解成皮肤变白。

《归属经脉》足阳明胃经。

《主要功效》活血润目，开窍醒神，养颜美白。

《适用人群》1.青少年可以用它来预防或者治疗近视。2.中青年人可用它来预防黑眼圈和减小眼袋。3.老年人则可以用它来防止老花眼。4.爱美女性还可以用它来美白养颜。5.患有脑卒中后遗症、脑窍不通的人适合按摩四白穴来进行辅助治疗。6.面瘫者也可以用穴位按摩的方法来改善。

## 标准定位与简易取穴

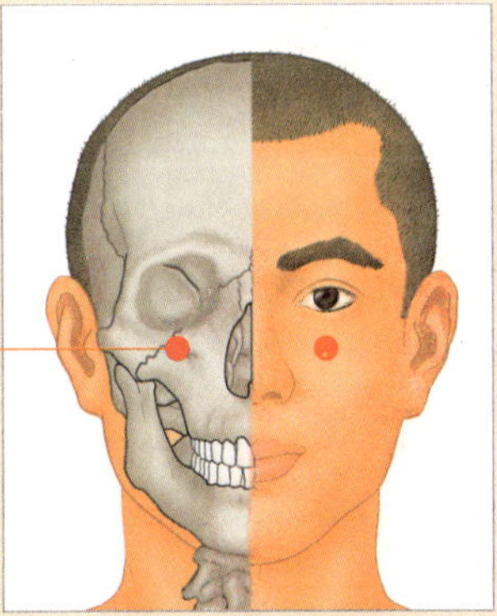

### 标准定位

在面部，瞳孔直下，眶下孔凹陷处。

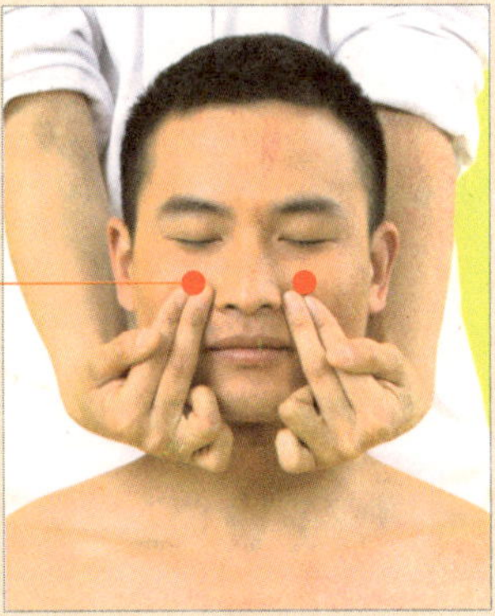

### 简易取穴

正坐位，将食指、中指并拢，中指紧贴鼻翼，中指的末端指横纹平鼻翼的下缘，食指尖下就是这个穴位。

## 《经典实用养生法》

### 按摩

#### 手法1

点法：把左手中指的指腹放在穴位上，用手腕发力，缓缓地在穴位上进行点按，力度由小到大，以受力者能耐受为度。

#### 手法2

揉法：用左手的食、中两指压住穴位皮肤上，做轻轻回旋揉动，使该处的皮下深部组织随揉动而滑移。

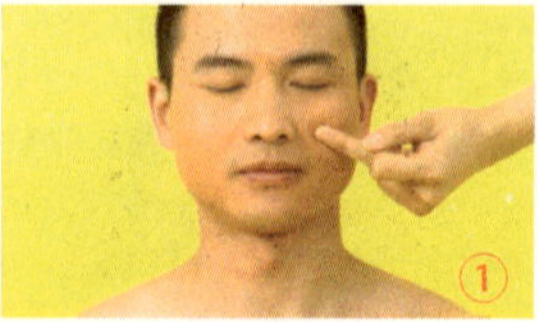


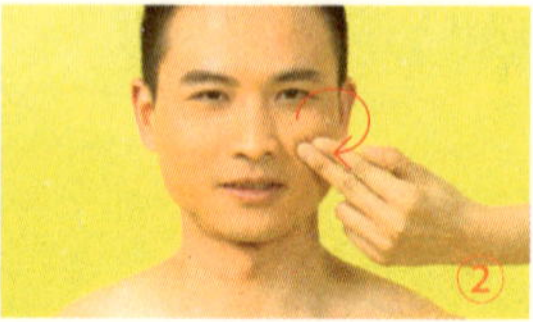


#### 操作步骤

先用揉法在四白穴按揉3分钟左右，再用点法点按150下左右，最后再用揉法放松穴位半分钟左右即可。

| 手法 | 时间 | 力度 |
|---|---|---|
| 1.揉法<br>2.点法 | 15～30分钟 | 以穴位有明显酸胀感为度 |

## 适应证

❶ 工作紧张、休息不足所导致的眼部疲劳、视力下降、两眼胀痛、眼红、眼干等问题。

❷ 面部经脉不通所导致的面瘫、三叉神经痛等问题。

❸ 新陈代谢减慢引起的面部色斑、面色萎黄、面部皱纹等问题。

## 常用配伍

**眼部疲劳** 常配合用睛明穴、太阳穴

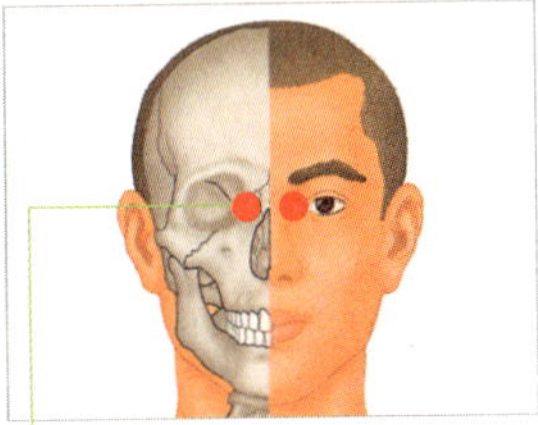

睛明穴：在面部，目内眦角稍上方的凹陷中。

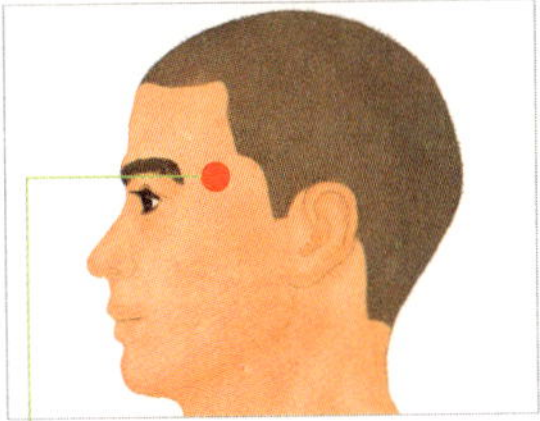

太阳穴：眉梢与外眼角之间向后约1寸处的凹陷中。

## 面部问题 常配合用阳白穴、下关穴

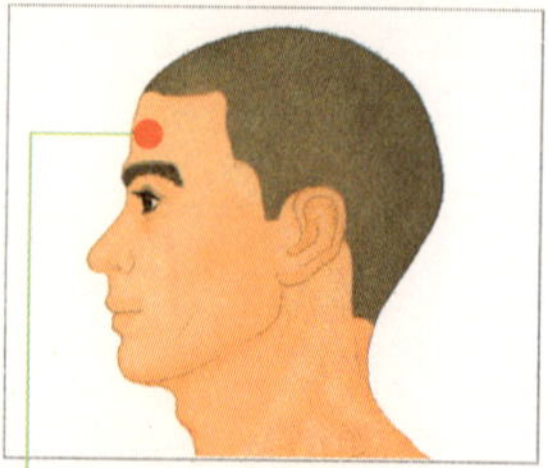

阳白穴：在头部，瞳孔直上，眉上1寸。

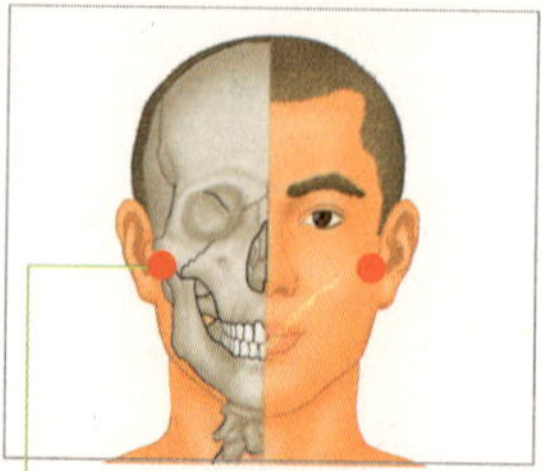

下关穴：在面部耳前方，颧弓下缘与下颌切迹之间凹陷中。

## 美容养颜 常配合用印堂穴、颧髎穴

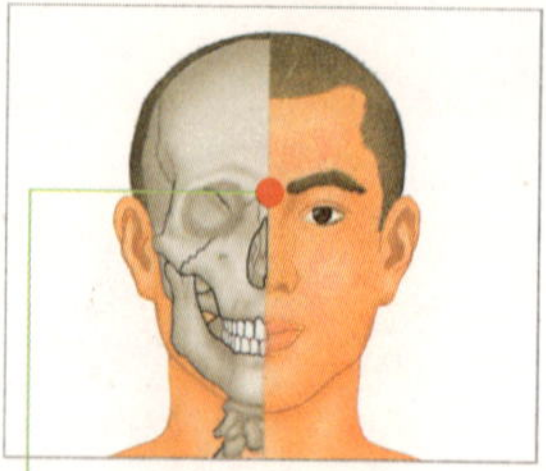

印堂穴：位于两眉毛内侧端的中间凹陷处。

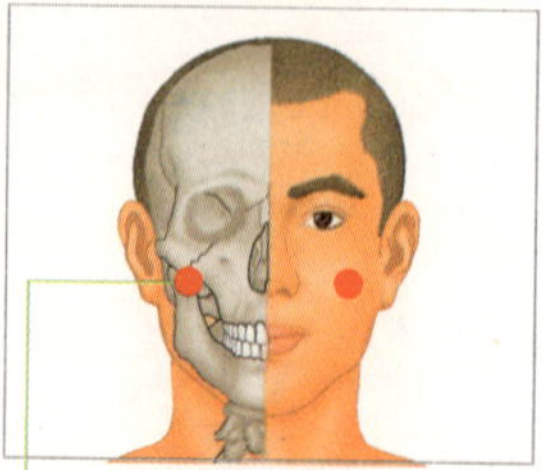

颧髎穴：在面部，目外眦直下，颧骨下缘的凹陷中。

## 刮痧

### 操作步骤

在皮肤上抹刮痧油，用刮痧板的一角在四白穴上向左边脸颊刮上去，刮至耳部。右边同理。两边都刮50下左右，至出现痧点或痧斑为止。

| 手法 | 时间 | 力度 |
|---|---|---|
| 角刮法 | 至出现痧点或痧斑为止 | 以耐受为度 |

### 适应证

适用于眼部疾患，用于视疲劳。

### 常用配伍

调理肠胃 常配合用迎香穴、地仓穴

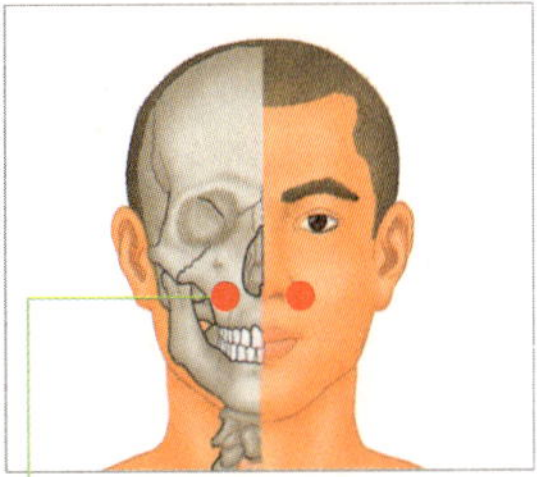

迎香穴：在面部，鼻翼外缘中点旁，鼻唇沟中。

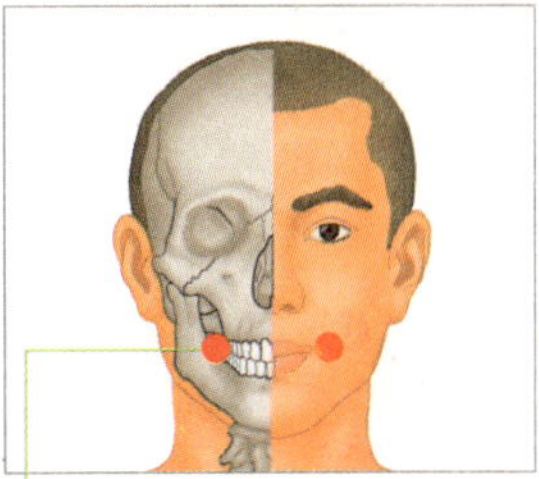

地仓穴：在面部，口角外侧，上直对瞳孔。

# 水沟穴

提神开窍调经脉，昏厥脑卒中急救

**主治** 昏厥/癫痫/中暑/水肿

鼻通天气，口通地气，这个穴位处在鼻和口中间，也就是天地之间，所以通“中间的人”，故又名“人中”。顾名思义，这个穴位处于人体的中线，对于人体上下之气的作用巨大，所以对于上下气不能相接引起的昏迷疗效显著。

**《归属经脉》** 督脉（奇经八脉）。

**《主要功效》** 清热息风，苏厥醒神，通调水液，缓急止痛。

**《适用人群》** 1.原则上，各个年龄段的人都适用。2.对于昏迷者和中暑者，紧急情况下都可以选择使用。3.神志不清者。4.风痰蒙窍者。5.代谢失调者。6.牙痛、腰扭伤后的腰脊强痛者。

# 标准定位与简易取穴

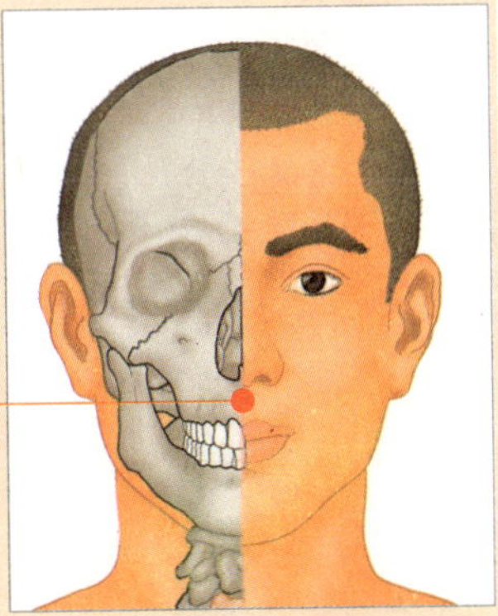

## 标准定位

在面部，水沟的上1/3与中1/3交点处。

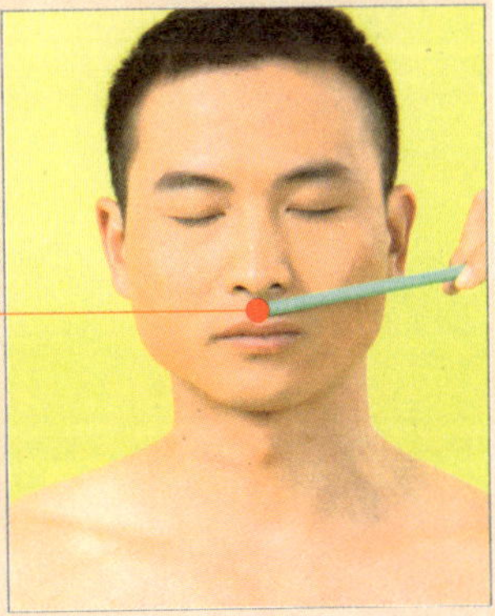

## 简易取穴

鼻子与嘴唇上部的皮肤交接的地方略向下一点。

## 《经典实用养生法》

### 按摩

#### 手法❶

掐法：用拇指掐水沟，力度适中。

#### 手法❷

按揉法：用中指按揉水沟。

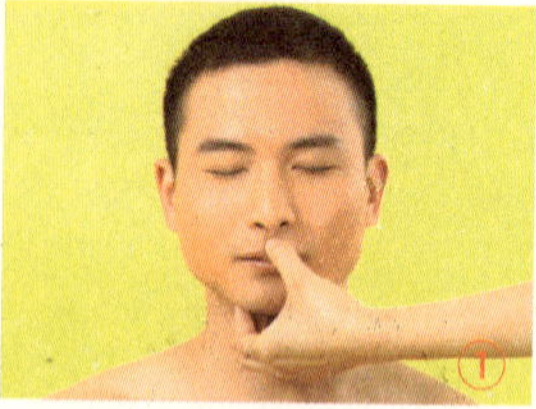

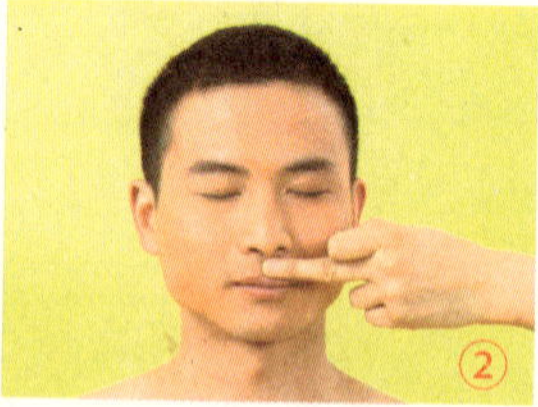

#### 操作步骤

先用掐法掐1～2分钟，之后再用按揉法放松局部皮肤。

| 手法 | 时间 | 力度 |
| --- | --- | --- |
| 1.掐法<br>2.按揉法 | 3分钟 | 力度宜重，掐的时候手指垂直用力，不可抠动，以免损伤皮肤 |

## 适应证

1. 中暑、癫痫、躁狂等问题。
2. 脑卒中、消渴等疾病。

## 常用配伍

**消渴、水肿、黄疸** 常配合用阴陵泉穴

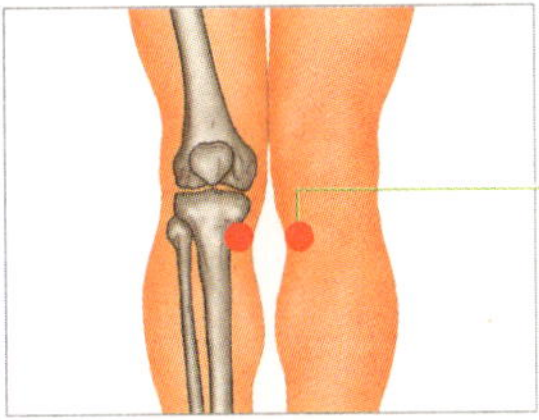

阴陵泉穴：在小腿内侧，胫骨内侧髁下缘与胫骨内侧缘之间的凹陷中。

**中暑** 常配合用委中穴、尺泽穴

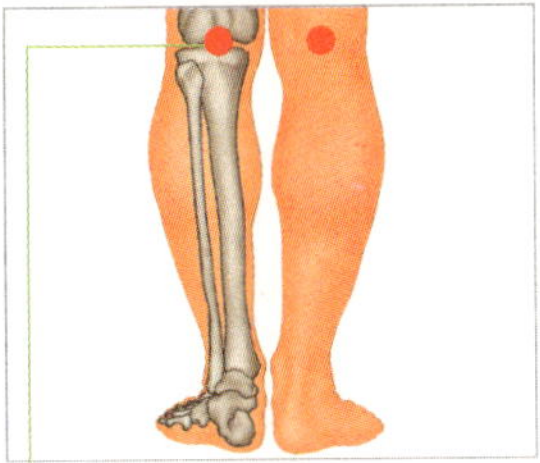

委中穴：位于腘窝横纹正中，股二头肌腱与半腱肌肌腱的中间。

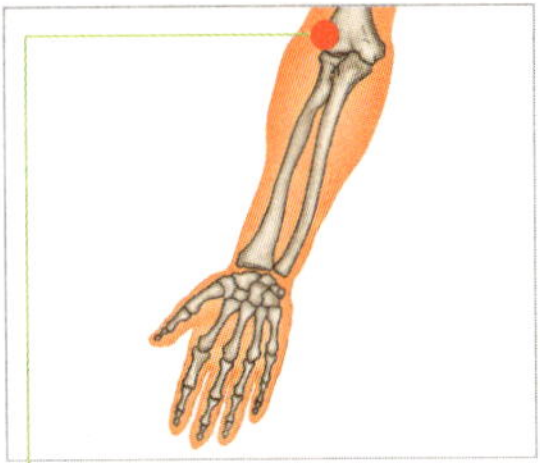

尺泽穴：在肘区，肘横纹上，肱二头肌腱桡侧缘凹陷中。

# 风池穴

**主治** 感冒/头痛/头晕/失眠/健忘

风池一穴锁头颅，内风外风一并除

风池这个穴是风邪进入人脑的关卡，也是头部与躯干交接处的大穴。风池的“池”原意是指水的汇集，这里是指风会聚的地方，也就是说，这个穴是人体中的风会聚的地方。而这里的“风”包含了外来的风邪和身体内产生的内风。

**《归属经脉》** 足少阳胆经。

**《主要功效》** 驱除外风，平息内风，升阳通络，益智安眠。

**《适用人群》** 1.一般各个年龄段的人都适合。2.儿童、老年人在风池穴要慎用艾灸，但可以进行按摩。

**《适用症状》** 1.正气不足，易感外邪。2.阴虚阳亢，内风妄动。3.椎动脉型颈椎病所引起的头痛、眩晕、恶心、呕吐、眼胀等。

## 标准定位与简易取穴

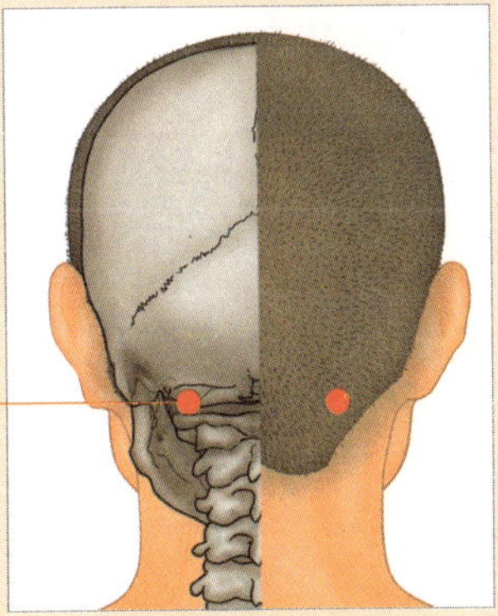

### 标准定位

在颈后区，枕骨之下，胸锁乳突肌上端与斜方肌上端之间的凹陷中。

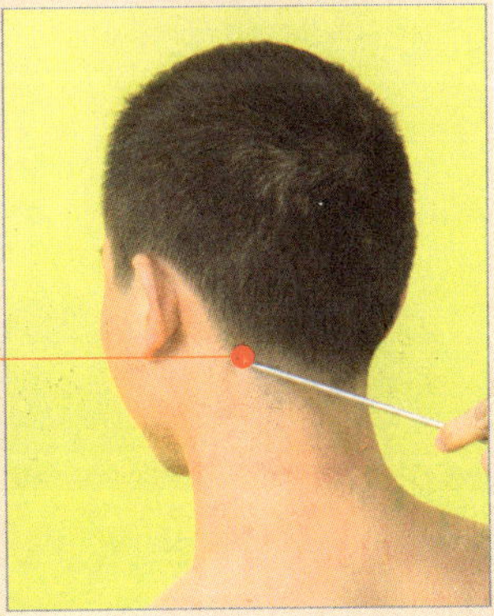

### 简易取穴

后正中线与耳垂后凹陷连线的中点。

## 按摩

### 手法 ❶

按揉法：将中、食两指的指腹放风池穴上，在穴位上做有一定渗透力的环形运动，用力的方向朝向鼻尖，力度以受力者能耐受为度。

### 手法 ❷

点法：把中指的指腹放在风池穴上，用手腕力进行点按，力度要由小到大，以受力者能耐受为度。

### 手法 ❸

擦法：五指并拢，用小鱼际着力于此穴位皮肤上，然后在穴位皮肤上来回地做小幅度快速摩擦，直到穴位皮肤发热发红为止。

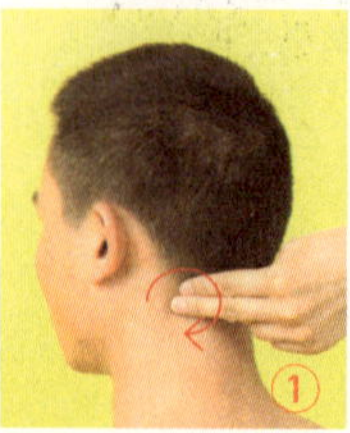


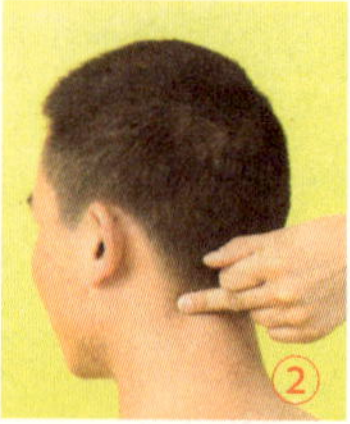


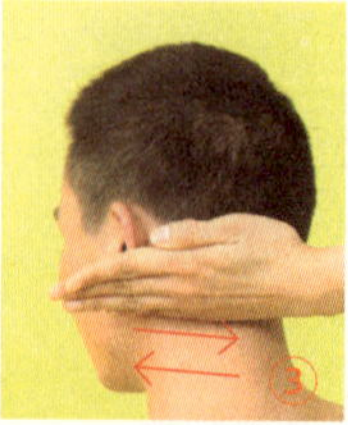

## 操作步骤

先用按揉法在风池穴上操作1～2分钟，之后再用点法在风池穴上点按30下左右，然后再用擦法擦至穴位发热，最后用按揉法放松即可。

| 手 法 | 时 间 | 力 度 |
| --- | --- | --- |
| 1.按揉法 2.点法 3.擦法 | 5分钟 | 力度适中，由轻到重 |

## 适应证

1. 外感病引起的头痛、鼻塞、打喷嚏、流鼻涕、全身发热、四肢怕冷、颈项强直等症。
2. 内风引起的高血压、头晕、目眩、眼痛、眼胀等症。
3. 颈椎病引起的颈背部肌肉不适等症。

## 常用配伍

**感冒** 常配合用大椎穴

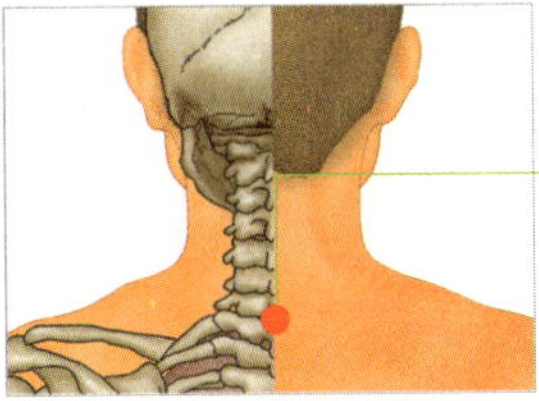

大椎穴：在后正中线上，第7颈椎棘突下凹陷中。

# 艾灸

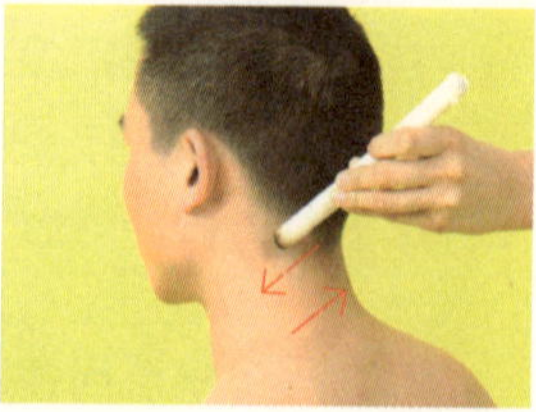

## 手法

艾条雀啄灸：将艾条的一端点燃，对准风池穴，艾条与皮肤的距离不固定，而是像鸟啄食一样一上一下地运动来进行艾灸。进行操作的人可以把食指和中指分开，放在穴位的两侧，这样可以通过自己手指的感觉来推测被艾灸者的受热程度，以防止烫伤。

## 操作步骤

用艾条雀啄灸的方法在风池穴上熏灸，时间10分钟或者以被艾灸者感到温热舒服为度。注意：在艾灸过程中要及时将灰掸落，并且不要用嘴吹艾条，要让其自然燃烧。

| 手法 | 时间 | 温度 |
| --- | --- | --- |
| 艾条雀啄灸 | 10分钟 | 感到温热舒服为宜 |

## 适应证

1. 头部气血不足而引起的记忆力下降、面色苍白、容易感冒、头部昏沉等症状。

❷ 颈项经脉失调而引起的颈部僵硬以及一系列头颈部问题。

### 常用配伍

**颈部僵硬** 常配合用颈夹脊穴

**头部昏沉** 常配合用率谷穴

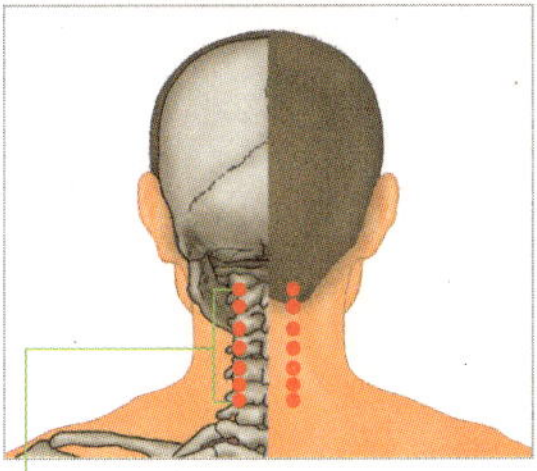

颈夹脊穴：在各颈椎棘突下，后正中线旁开0.5寸。

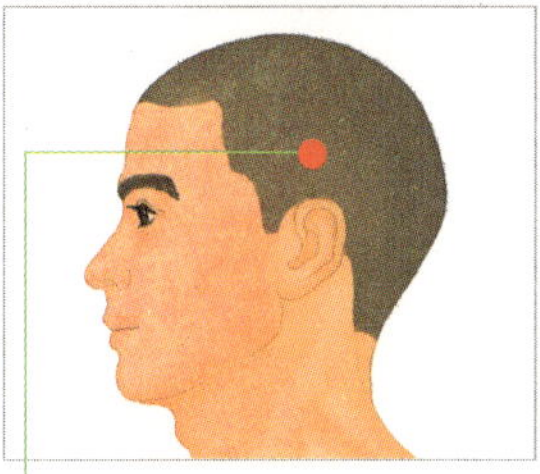

率谷穴：在头部，耳尖直上入发际1.5寸，角孙直上方。

**挖掘生活中的养生小智慧**

颈部僵硬的人首先应当选择合适的枕头，高度不能太高，不要用丝棉、鸭绒等软材料，而要用荞麦皮、茶叶等硬性材料。

# 列缺穴

主治 头痛/头晕/腱鞘炎/咽喉肿痛

头项疾患寻列缺，通窍利咽祛风邪

古代称电神为“列缺”。列缺这个穴位能够使头部清爽，就像雷电能使阴霾散去一样，所以把这个穴比喻为电神，并命名为“列缺”。此穴为“四总穴”之一，统治头颈部疾病。

**归属经脉** 足少阳胆经。

**主要功效** 通窍止痛，祛风解表，清热利咽。

**适用人群** 适用各个年龄段的人。但老年人慎用刮痧的方法刺激列缺穴，可选择用艾灸的方法刺激此穴。

**适用症状** 1. 头项僵硬、颈部酸痛麻木等颈项不适，或者有咳嗽、痰多、流鼻涕等症状者适合按摩。2. 肺气不足者适合艾灸。3. 肺热者适合刮痧。

# 标准定位与简易取穴

## 标准定位

桡骨茎突上方，腕横纹上 1.5 寸。

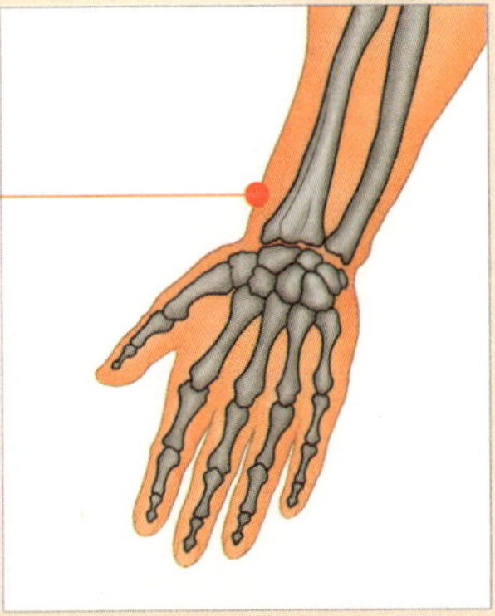

## 简易取穴

两手虎口相交，一手食指压在另一手桡骨茎突上，指尖下凹陷中即是。

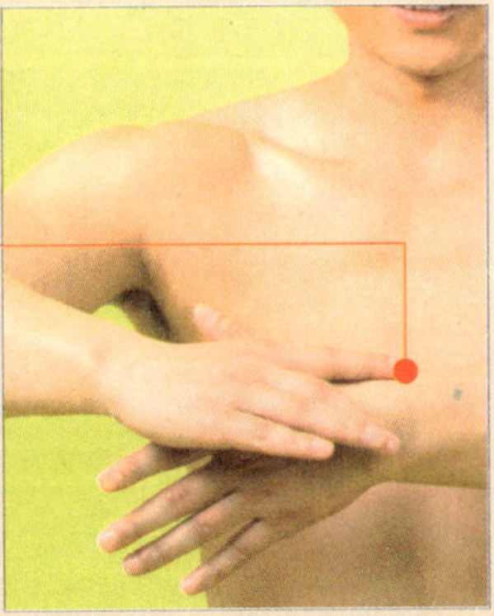

## 按摩

### 手法①

按揉法：拇指与食指、中指相对用力按揉列缺。

### 手法②

点法：用中指点按列缺。

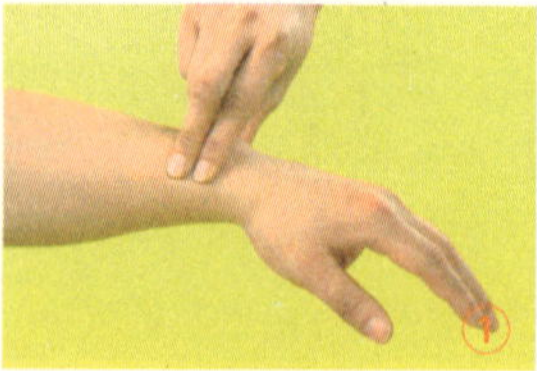


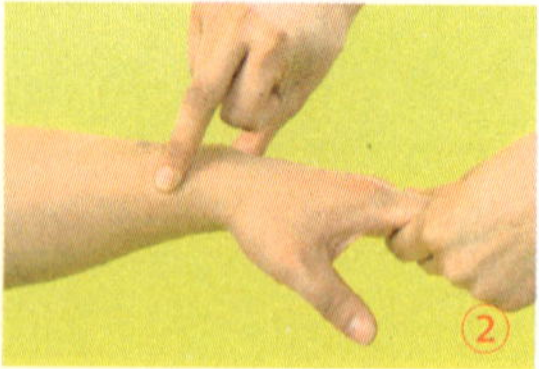


### 操作步骤

先用按揉法在穴位上放松3分钟，之后再用点法在穴位上点按60下，最后再用按揉法在穴位上放松半分钟。

| 手法 | 时间 | 力度 |
| --- | --- | --- |
| 1.按揉法<br>2.点法 | 10分钟 | 稍重 |

## 适应证

头面部孔窍不通导致的各种问题。

## 常用配伍

**头痛** 常配合用太阳穴

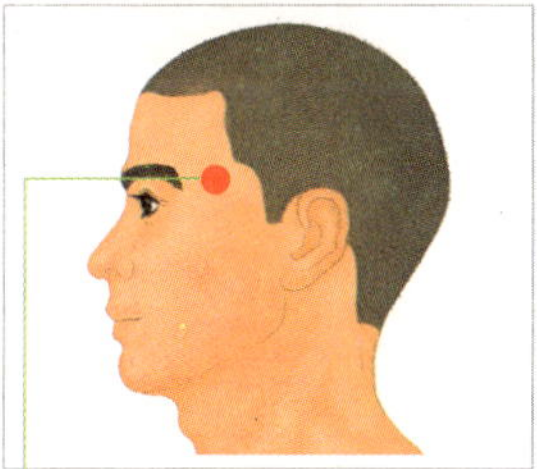

太阳穴：眉梢与外眼角之间向后约1寸处的凹陷中。

**鼻塞** 常配合用迎香穴

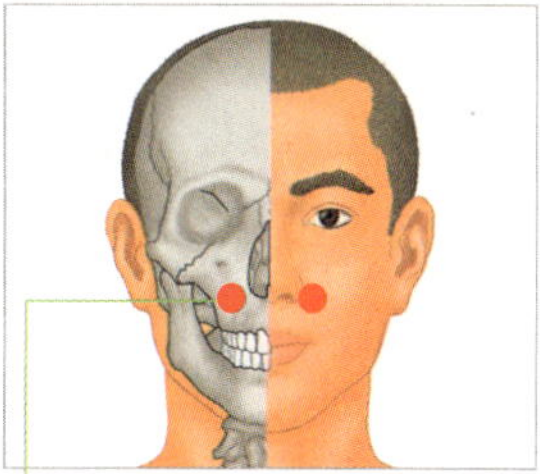

迎香穴：在面部，鼻翼的外缘中点旁，鼻唇沟中。

**颈项强直** 常配合用风池穴

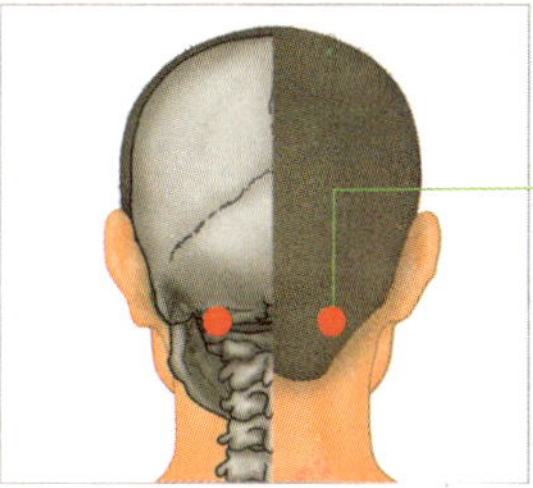

风池穴：在颈后区，枕骨之下，胸锁乳突肌上端与斜方肌上端之间的凹陷中。

# 艾灸

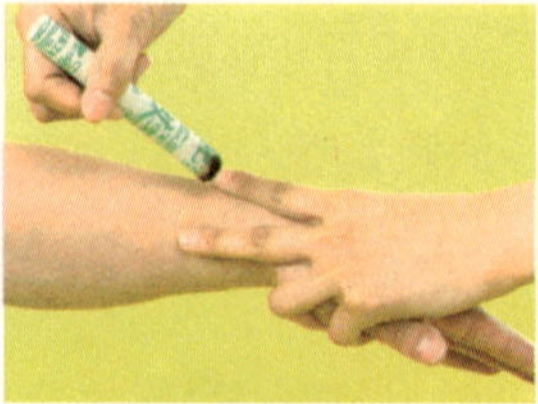

## 手法

艾条温和灸：将左手食、中两指放在列缺穴两侧以感觉温度，右手持点燃的艾条，对准穴位进行艾灸，艾条和穴位皮肤距离2~3厘米，或根据皮肤温度适当调整。

## 操作步骤

用艾条温和灸的方法在穴位上熏灸，时间为15分钟，或者以患者手腕感到明显的温热为度。值得注意的是，在艾灸过程中要及时将灰掸落，并且不要用嘴吹艾条，要让其自然燃烧。

| 手法 | 时间 | 温度 |
| --- | --- | --- |
| 艾条温和灸 | 15分钟 | 以明显感到温热为度 |

## 适应证

❶ 由外感风邪引起的感冒、咳嗽、鼻塞、流涕、咽喉痛等症状。

❷ 由经脉痹阻导致的各种症状等。

## 常用配伍

**头项僵痛** 常配合用风池穴

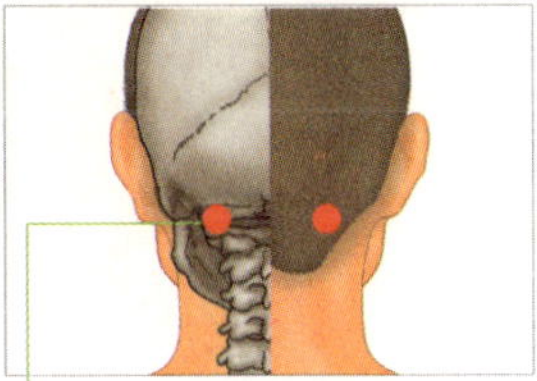

风池穴：在颈后区，枕骨之下，胸锁乳突肌上端与斜方肌上端之间的凹陷中。

**上肢痹阻** 常配合用手三里穴

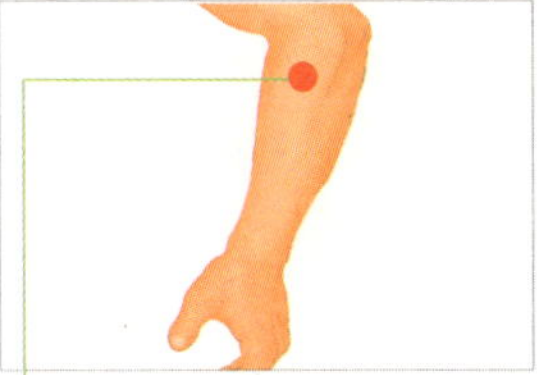

手三里穴：在前臂背面桡侧，阳溪与曲池连线上，肘横纹下2寸。

**感冒咳嗽** 常配合用肺俞穴、风门穴

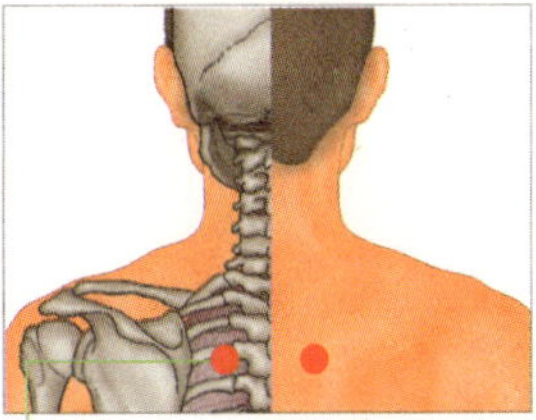

肺俞穴：在背部，第3胸椎棘突下，后正中线旁开1.5寸。

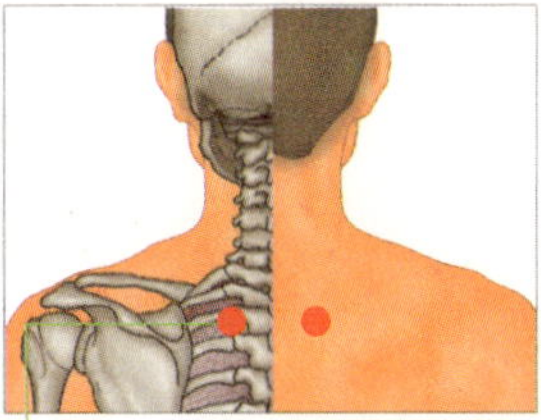

风门穴：在背部，第2胸椎棘突下，后正中线旁开1.5寸。

## 面部不适 常配合用合谷穴

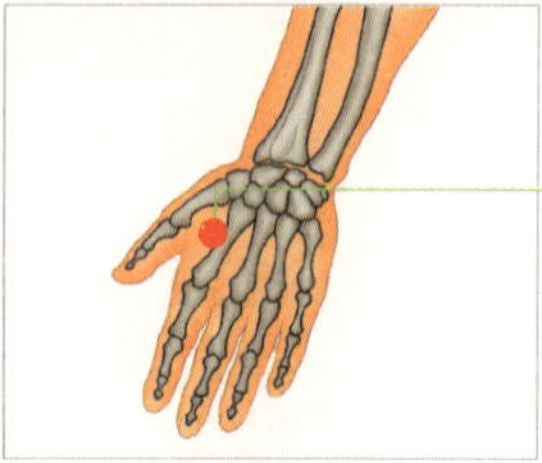

合谷穴：在手背，第1、第2掌骨间，第2掌骨桡侧的中点处。

## 刮痧

### 操作步骤

先在皮肤上抹刮痧油，然后用刮痧板在此穴位的皮肤上做由下向上的刮拭，直至皮肤变红为止。

| 手法 | 时间 | 力度 |
|---|---|---|
| 角刮法 | 变红即可 | 以受力者能耐受为度 |

### 适应证

咽喉肿痛、咽部有异物感等咽喉部位不适的问题。

## 常用配伍

### 咽喉肿痛 常配合用天突穴

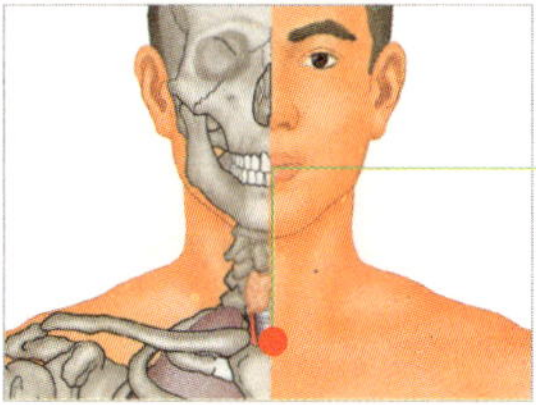

天突穴：在颈部，前正中线上，胸骨上窝中央。

### 咽部异物感 常配合用膻中穴

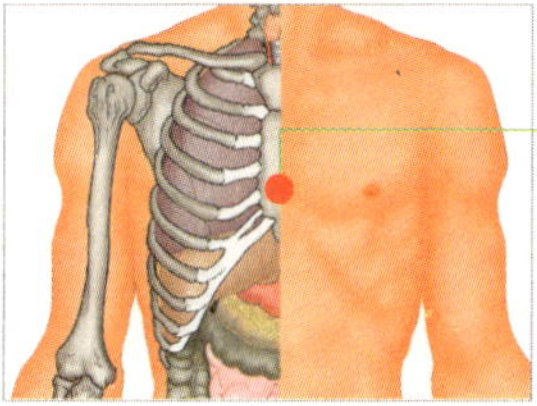

膻中穴：在胸部正中线上，平第4肋间，两乳头连线的中点。

### 阴虚型咽喉肿痛 常配合用照海穴

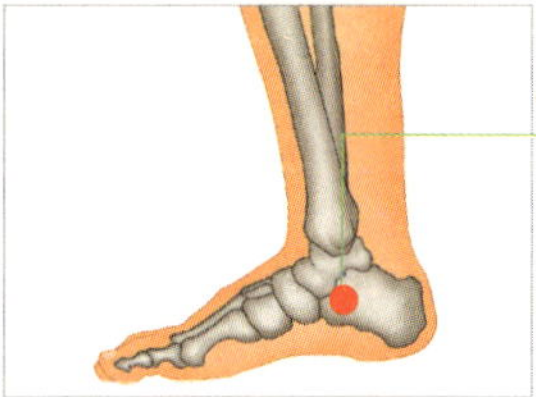

照海穴：在足内侧，内踝尖下1寸，内踝下缘边际凹陷中。

# 合谷穴

**主治** 牙痛/面瘫/便秘/闭经

活血止痛功效著，
面口疾病找合谷

《黄帝内经》中说："肉之大会为谷。"这个穴位在拇指和食指之间的凹隙中，所以就比喻成"谷"，周围又有其他小的凹陷在聚集，所以统称为"合谷"。刺激此穴可以改善很多种病症，"四总穴歌"中明确指出"面口合谷收"，所以又以头面部病症为主。

**归属经脉** 手阳明大肠经。

**主要功效** 活血止痛，清热解表，温经通脉。

**适用人群** 儿童、老人、成年女性。

**适用症状** 1.身体薄弱点在头面部者，容易喉咙痛、扁桃体炎、牙痛、眼睛红肿等。2.体质偏热的人，表现为比较急躁、爱发热、嗓子痛、便秘、泌尿系统感染。3.工作压力大，月经量偏少、颜色偏暗，偶尔伴有痛经及严重闭经的女性。

# 标准定位与简易取穴

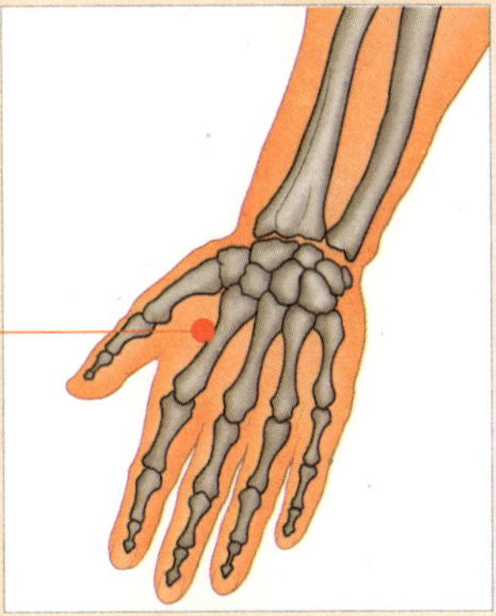

## 标准定位

在手背，第1、第2掌骨间，第2掌骨桡侧的中点处。

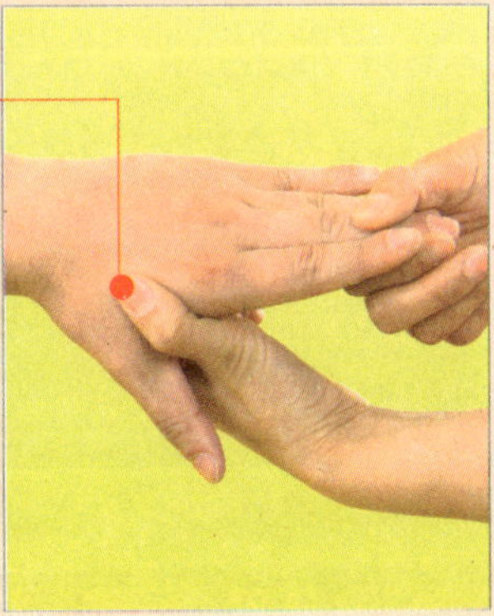

## 简易取穴

以取患者左手合谷穴为例，将左手拇指的指间关节放在被按摩者左手虎口的指蹼缘上，使左手拇指的方向垂直于患者左手第2掌骨，左手拇指尖下，即是这个穴位。

# 《经典实用养生法》

## 按摩

### 手法❶

大鱼际揉法：左手抓住被按摩者的四指，右手大鱼际放在合谷穴上，以大鱼际为着力点，由肩关节发力，带动肘关节、腕关节做一左一右的摆动动作。

### 手法❷

一指禅推法：左手抓住被按摩者的四指，把右手拇指的内侧面放在合谷穴上，然后用肩关节带动肘关节，用肘关节带动腕关节，用腕关节带动手指在穴位上做一左一右的推动动作。

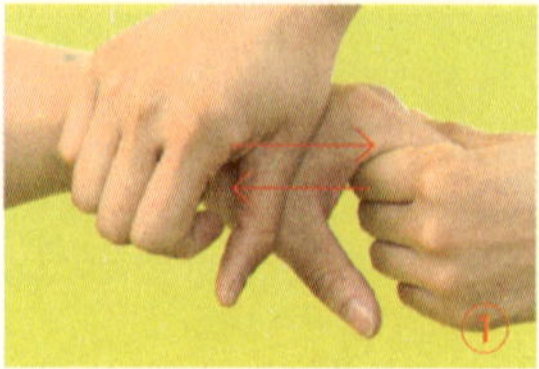


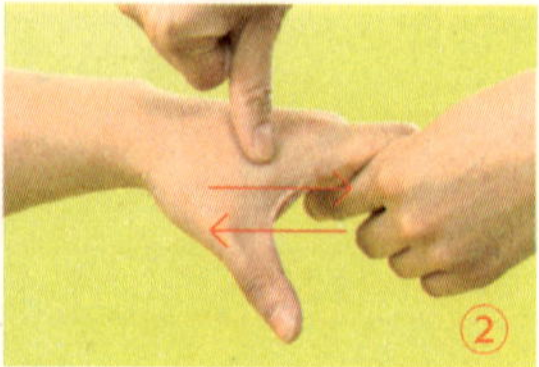


### 操作步骤

先用大鱼际揉法在合谷穴上按揉2分钟，之后再用一指禅推法在穴位上推1分钟左右；重复2次，最后再用大鱼际揉法在穴位上放松半分钟即可。

| 手法 | 时间 | 力度 |
| --- | --- | --- |
| 1.大鱼际揉法<br>2.一指禅推法 | 7分钟 | 力度适中，由轻到重 |

## 适应证

❶ 牙痛、咽痛、目赤肿痛、面瘫、面肌痉挛、鼻炎、口眼歪斜等头面部问题。

❷ 便秘、痛经、关节痛等经脉不通导致的问题。

❸ 发热、寒战、汗多或无汗等内伤或外感症状。

## 常用配伍

便秘、腹痛 常配合用天枢穴

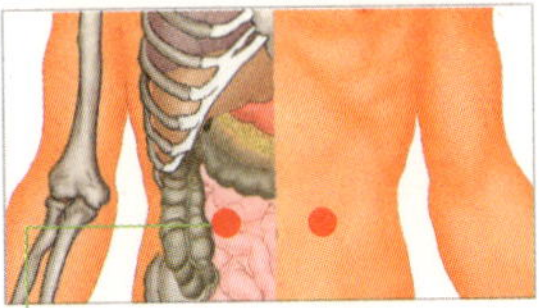

天枢穴：在腹部，横平脐中，前正中线旁开2寸。

发热、寒战 常配合用大椎穴

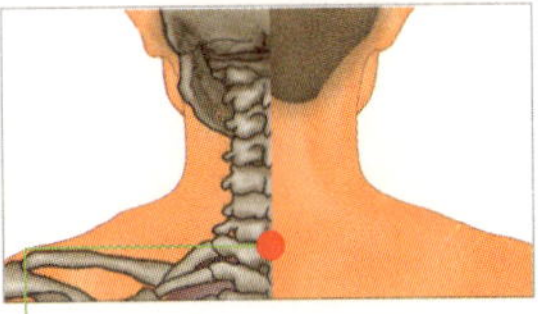

大椎穴：在后正中线上，第7颈椎棘突下凹陷中。

# 艾灸

## 手法1

艾条温和灸：左手无名指、小指钩住被艾灸者的四指，食、中两指放在合谷穴的两侧，以感觉温度。右手拿点燃的艾条，对准合谷穴进行艾灸。艾条和穴位皮肤的距离是3厘米左右，当然，可以根据每个人情况的不同给予适当调整。

## 手法2

艾条雀啄灸：左手握住被艾灸者的四指，右手拿点燃的艾条，对准合谷穴进行艾灸。艾灸时，艾条像鸟啄食一样一上一下地运动，艾条和皮肤的距离不固定。

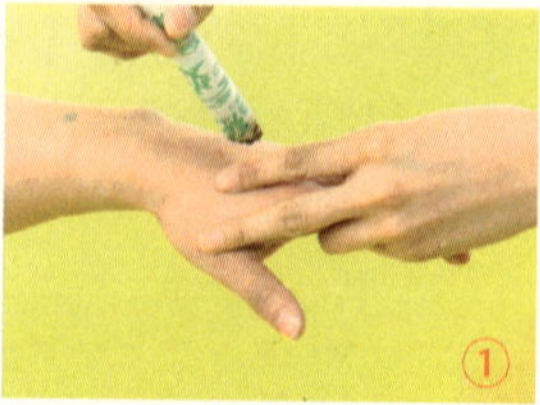

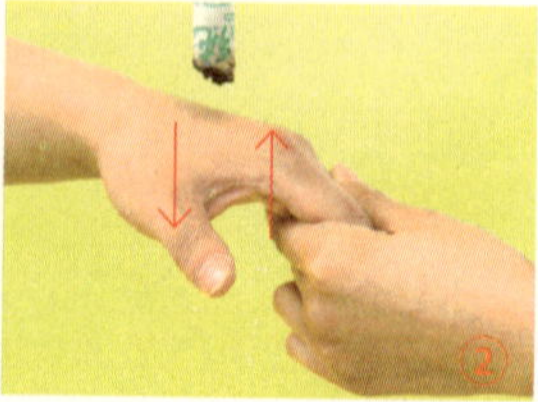

## 操作步骤

用艾条温和灸或者艾条雀啄灸的方法在合谷

穴上熏灸，灸10分钟或以患者感到温热舒服为度。注意：在艾灸过程中要及时将灰掸落，并且不要用嘴吹艾条，而要让其自然燃烧。

| 手法 | 时间 | 温度 |
| --- | --- | --- |
| 1.艾条温和灸<br>2.艾条雀啄灸 | 10分钟 | 以感到温热舒服为度 |

## 适应证

❶ 艾条温和灸适合治疗月经量少、闭经等月经不调症状。

❷ 艾条雀啄灸适合治疗滞产和胞衣不下等产褥疾病。

## 常用配伍

**滞产、胞衣不下** 常配合用三阴交穴、血海穴

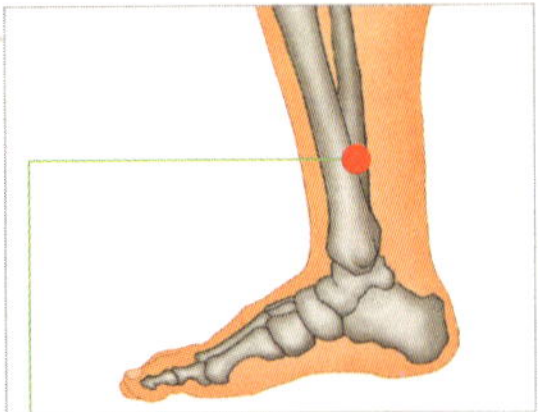

三阴交穴：在小腿内侧，内踝尖上3寸，胫骨内侧缘后方。

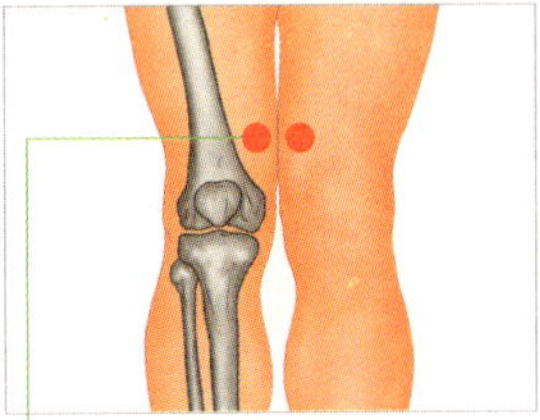

血海穴：在大腿内侧，髌底内侧端上2寸，股四头肌内侧头的隆起处。

# 合谷穴活血通经效果佳

清代医家叶桂在《临证指南医案》中记载着这样一个案例：有一家的儿媳妇怀胎十月，临近分娩，但不知什么原因，生得十分费劲，足足有1天，总算是生出了1个女婴。因为这个孩子生得十分不易，所以举家欢庆，注意力都放到了孩子身上。对于产妇就没有多在意，只是按照惯例给她多炖了一些补气补血的补品。

但过了几天，婆婆就发现情况不妙，因为一般的产妇在生产完之后，面色都是苍白的，但她家儿媳面色还是青的，而且有越来越黑的趋势，还时不时地出现小腹绞痛的症状。更要命的是，这种绞痛与日俱增。婆婆又观察了2天，发现所有的症状不仅没有因为加倍调理而有任何减轻，反而越来越重，尤其是小腹绞痛，弄得产妇连地都下不了了。

于是，家人请来了附近一位十分有名的大夫，看看儿媳到底是哪里出了问题。大夫把完脉后，眉头紧皱，问了一下她分娩多久了。家人算了算，足足有6天了。于是，大夫让家人去准备一大盆热水，然后在产妇的2个合谷穴扎了2针，便使劲地捻起针来。

过了没多久，产妇突然大喊肚子痛，头上汗珠直滚。大夫就在她的肚子上使劲地推了两下，不一会儿就见产妇的两腿间露出了一个黑乎乎的东西，大夫伸手慢慢将其拽出。全家人大惊：原来这是一个已经成型的胎儿，虽然比正常的婴儿小，但手脚已经俱全了。之后再看产妇，虽然明显体力不支，但自己却说整个身体有种说不出的轻松。

原来，她怀的是双胞胎，而其中一个已经胎死腹中，所以在生产时才会如此困难。接生的产婆也没有想到产妇腹中还有一个胎儿，就造成了这个死胎遗留在产妇肚子里。随着时间的推移，死胎慢慢阻塞胞宫的经脉气血，从而出现了上面一系列症状。针刺合谷穴迅速地达到了活血通经的作用，所以能够立即见效。

# 内关穴

主治 心脏病/胃痉挛

消除疲劳护心脏，缓急止痛壮肠胃

这个穴位对于所有内脏的问题有一定的作用，就像是内脏设在体表的一个与外界联络的关口；另外，它的位置与切脉时的关脉位置相平，又处在前臂内侧，所以称为“内关”。这个穴位可以治疗绝大多数与腹部脏器相关的疾病以及心律失常等病症。

**《归属经脉》** 手厥阴心包经。

**《主要功效》** 调整心率，缓急止痛，强壮肠胃。

**《适用人群》** 1.按摩的方法比较安全，原则上所有人都可按摩内关穴来保健。2.艾灸的方法主要适合中老年人，部分体质虚弱的青年人也可使用。

**《适用症状》** 1.心阳不振者。2.脾胃不和、消化不良、胃反酸、胃胀、大便异常等患者。3.烦躁易怒、头胀、眼胀、胸胁胀痛者。

## 标准定位与简易取穴



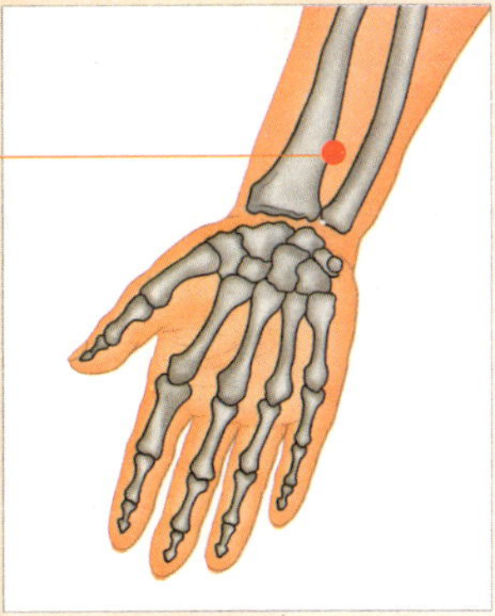

### 标准定位

腕掌侧横纹上2寸，掌长肌腱与桡侧腕屈肌腱之间。

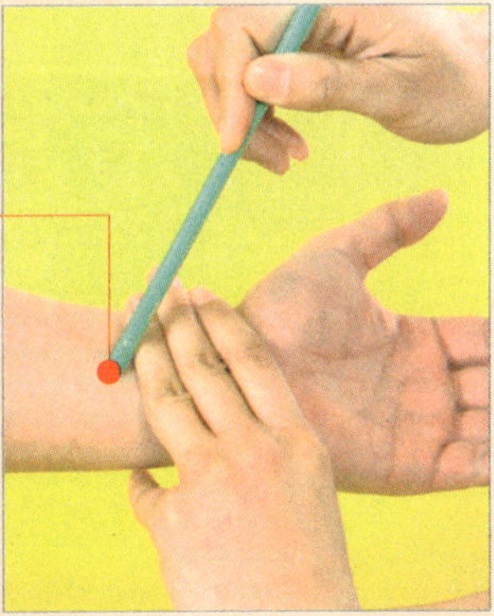

### 简易取穴

在人体前臂的掌侧，在两条筋之间，从手腕的横纹向上3指宽的地方即是。

# 《经典实用养生法》

## 按摩

### 手法❶

按揉法：将右手中、食两指的指腹放在穴位上，稍微用力，然后在穴位上做有一定渗透力的环形运动，运动的速度要慢，力度以受力者能耐受为度。

### 手法❷

点法：把右手的中指指腹放在穴位上，然后用手腕发力，缓缓地在穴位上进行点按，力度要由小到大，以受力者能耐受为度。

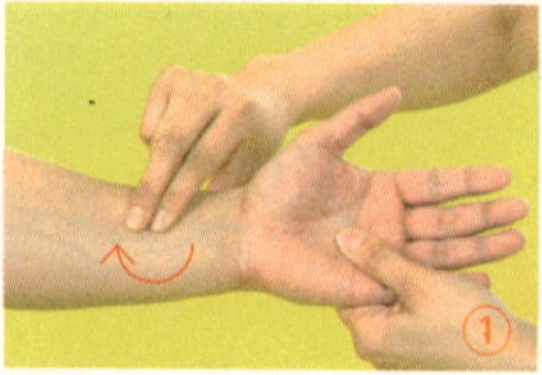


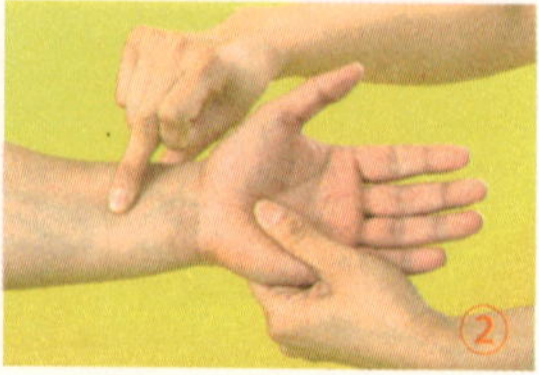


### 操作步骤

先用左手采取按揉法在右手的内关穴上按揉1～2分钟，再用中指或食指尖点按10～15分钟，每日2～3次；然后再用右手按压左侧的穴位，反复操作。用指尖进行点按时要有节奏，以产生酸、麻、胀的感觉为最好。

| 手 法 | 时 间 | 力 度 |
|---|---|---|
| 1.按揉法<br>2.点法 | 20～30分钟 | 力度由轻到重，以能耐受为度 |

## 适应证

❶ 心律失常、心动过速、心动过缓等，以及伴随这些问题出现的心悸、眩晕、头昏眼花、胸闷、气短等症状。

❷ 心绞痛、胆绞痛、肠绞痛、胃痉挛等内脏痛，甚至是痛经。

❸ 各种原因引起的呕吐、晕车、呃逆。

## 常用配伍

**呕吐** 常配合用公孙穴

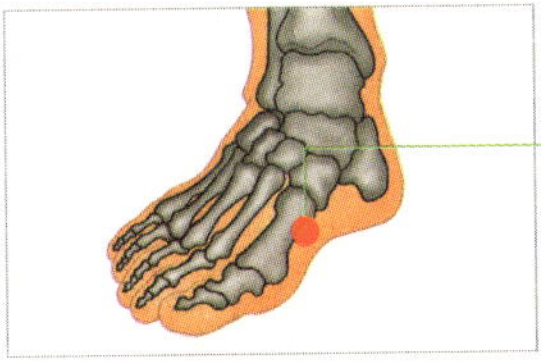

公孙穴：在跖区，第1跖骨底的前下缘赤白肉际处。

# 艾灸

## 手法

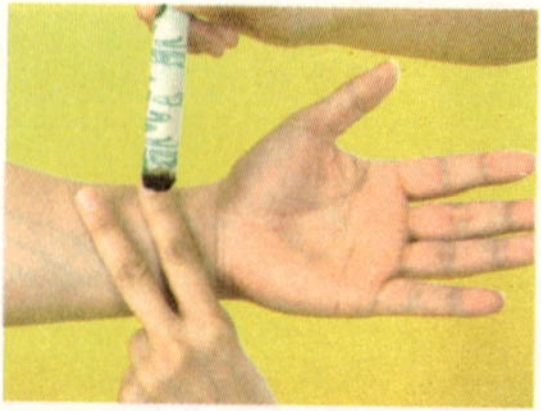

艾条温和灸：将艾条的一端点燃，对准穴位，大约距离皮肤2～3厘米进行熏灸，以被艾灸者有温热感而没有灼痛感为宜。进行操作的人应当把食指和中指分开，放在穴位的两侧，这样可以通过自己手指的感觉来感知被艾灸者的受热程度，以防止烫伤被艾灸者。如果艾灸的温热感能够向上肢及心脏传导，效果会更佳。

## 操作步骤

用艾条温和灸的方法在穴位上熏灸，时间10分钟左右或者以被艾灸者感到胸中顺畅或腹中通畅为度。在艾灸过程中要及时将灰掸落，并且不要用嘴吹艾条，要让其自然燃烧。

| 手 法 | 时 间 | 温 度 |
| --- | --- | --- |
| 艾条温和灸 | 10分钟 | 以感到温热为度 |

## 适应证

❶心阳不足引起的心绞痛、冠心病、心悸、四肢发凉、面色青紫等症状。

❷中气不足引起的胃寒、胃胀、消化不良、食欲缺乏，甚至是胃下垂以及肠过敏引起的腹泻、腹痛等肠胃不适。

## 常用配伍

**胃寒、胃胀、消化不良** 常配合用足三里穴、中脘穴

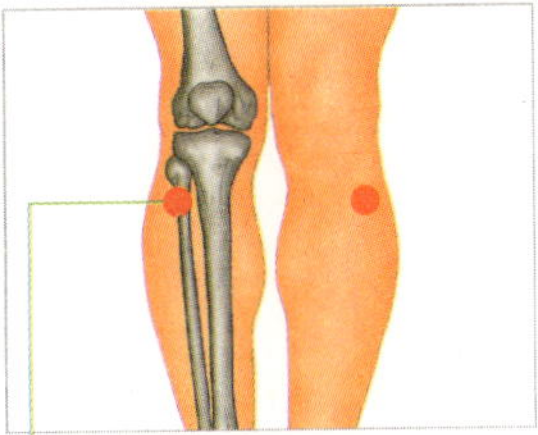

足三里穴：在小腿外侧，犊鼻穴下3寸，犊鼻穴与解溪穴连线上。

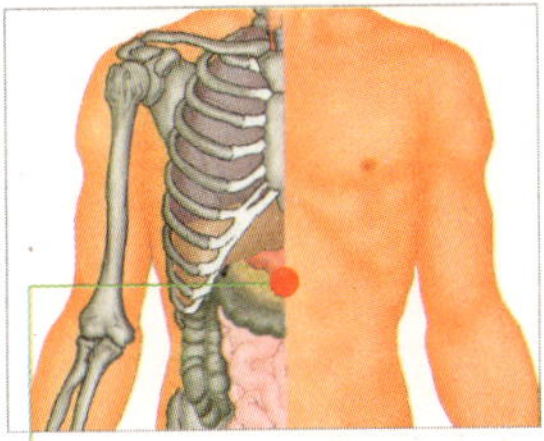

中脘穴：在上腹部正中线上，脐中上4寸。

### 挖掘生活中的养生小智慧

心脏疾病患者平时不宜做过于剧烈的运动；工作不宜过于劳累；不宜过饱或者过饿。

# 大椎穴

主治 外感风寒/颈椎病/脊柱强直

通阳泄热解表证，大椎通络不需等

本穴位于背部之巅，而背部为阳，所以本穴为阳中之阳，为调节一身阳气之总纲；本穴又是四经交会穴，一穴可以通四经，所以对于调整一身经络有着不可替代的作用。

《归属经脉》督脉（奇经八脉）。

《主要功效》振奋阳气，疏通经脉，解表泄热，清利头目。

《适用人群》1.大椎穴刮痧适合所有年龄段的人。2.艾灸大椎穴只适用于中老年人。3.大椎穴刺络、拔罐一般只适用于儿童和中青年人。

《适用症状》1.艾灸大椎穴适合阳气不足的人群。2.在大椎穴刺络、拔罐只适用于体质比较壮实的人。

# 标准定位与简易取穴

## 标准定位

在后正中线上，第7颈椎棘突下凹陷中。

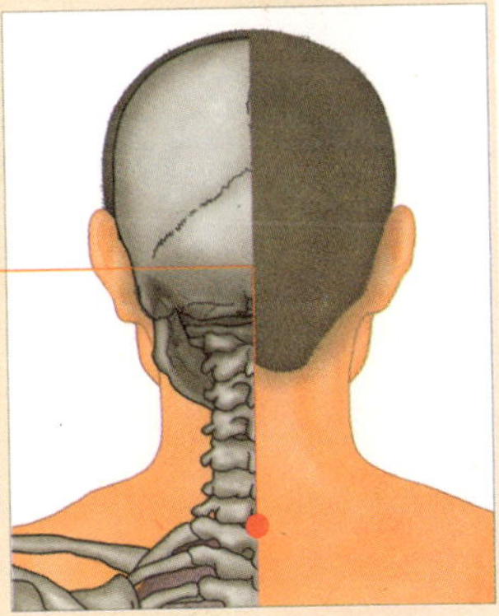

## 简易取穴

低头，后项部最突出的骨头下面的凹陷中。

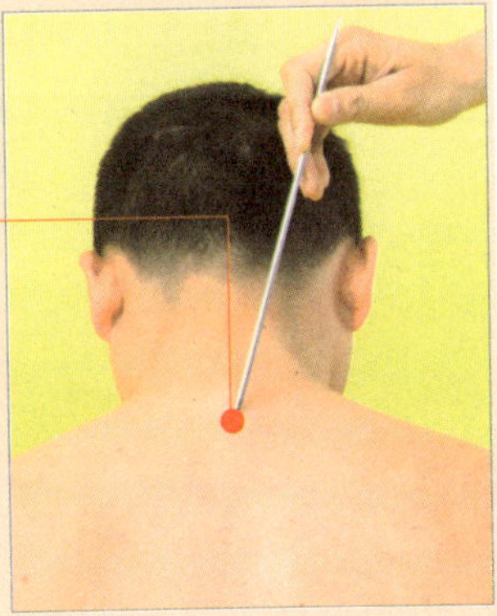

# 经典实用养生法

## 艾灸

### 手法

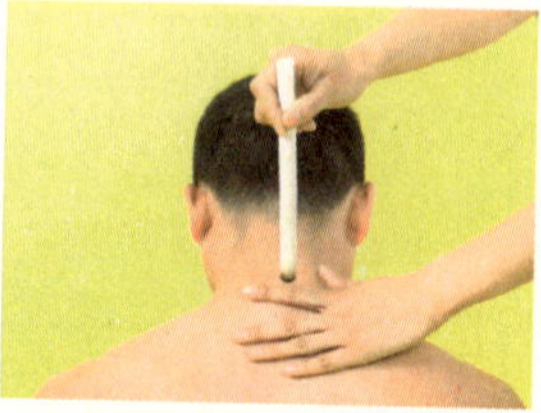

艾条温和灸：将艾条的一端点燃，对准大椎穴，距离皮肤2~3厘米进行熏灸。

### 操作步骤

用艾条温和灸的方法在大椎穴上熏灸，时间5~7分钟或者以被灸者感到温热舒服为度。需要注意的是，在艾灸过程中要及时将灰掸落，并且不要用嘴吹艾条，要让其自然燃烧。

| 手法 | 时间 | 温度 |
| --- | --- | --- |
| 艾条温和灸 | 5~7分钟 | 以被灸者能耐受为度 |

### 适应证

人体阳气不足引起的怕冷、面色青白、头昏脑涨、记忆力差、精神不济、胃肠不和、腰膝冷痛等。

## 常用配伍

### 记忆力差、精神不济 常配合用百会穴、四神聪穴

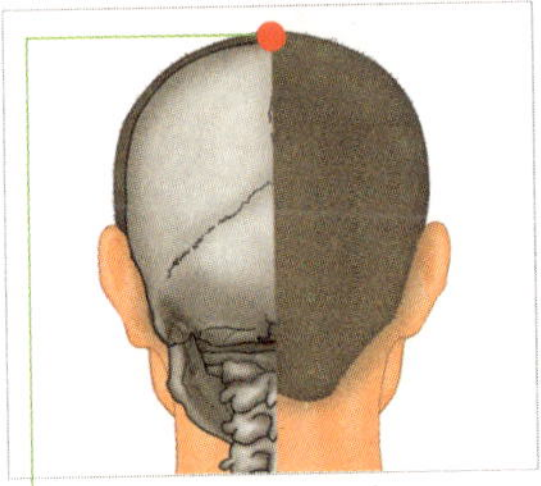

百会穴：位于头部正中线上，前发际向后5寸。

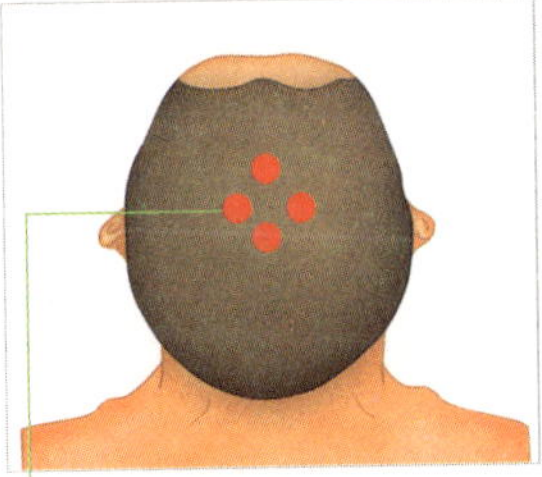

四神聪穴：在头顶部，百会穴前后左右各1寸，共4穴。

### 脾胃失调、胃肠不和 常配合用中脘穴、足三里穴

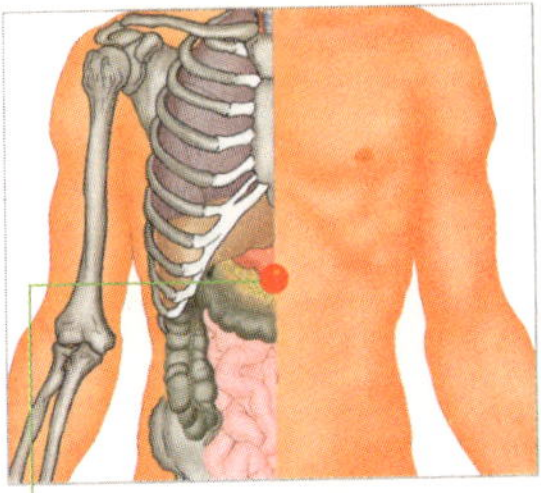

中脘穴：在上腹部正中线上，脐中上4寸。

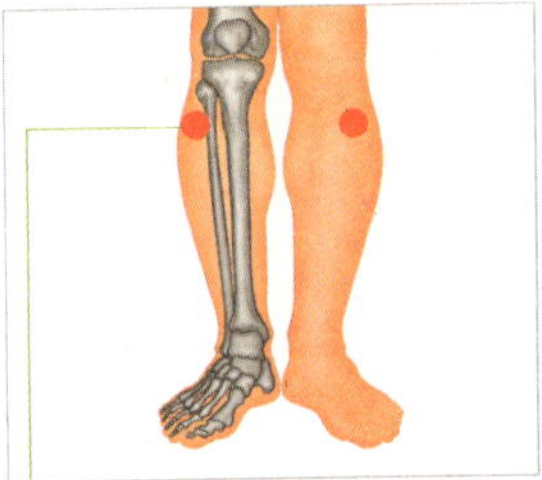

足三里穴：在小腿外侧，犊鼻穴下3寸，犊鼻穴与解溪穴连线上。

## 怕冷 常配合用关元穴

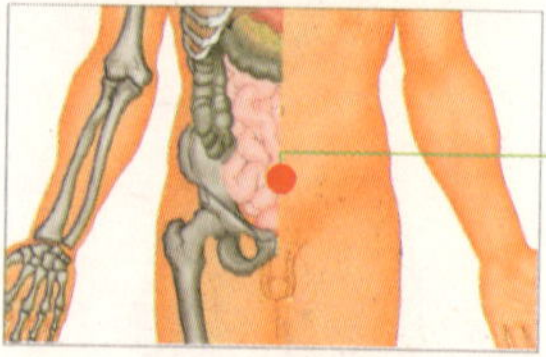

关元穴：肚脐下方3寸（4横指宽）。

## 腰膝冷痛 常配合用肾俞穴、命门穴

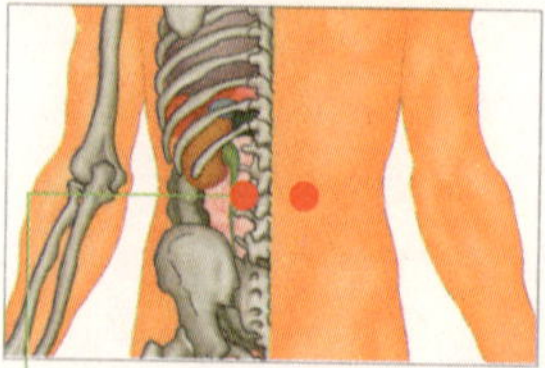

肾俞穴：在腰部，第2腰椎棘突下，后正中线旁开1.5寸。

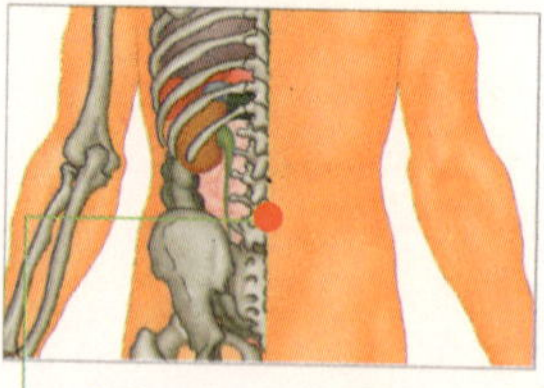

命门穴：在腰部，后正中线上，第2腰椎棘突下凹陷中。

# 刺络、拔罐

### 操作步骤

穴位皮肤消毒后，用左手捏住，右手持三棱针对准大椎穴迅速刺入0.3厘米左右立即出针，此为刺1个点，共刺3~5个点。

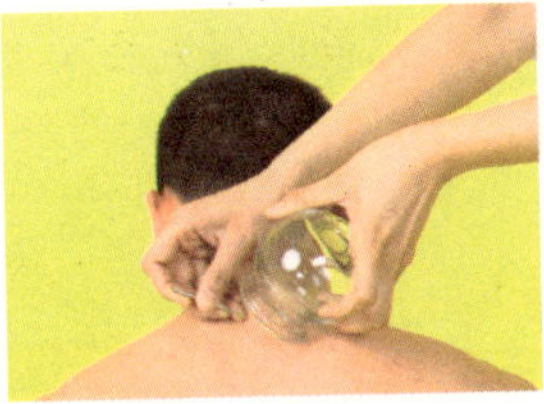

然后用镊子夹住一个棉球，蘸取浓度为95%的酒精，点燃棉球，放进玻璃罐内，停顿1～2秒钟，待罐中空气烧完，将罐放在大椎穴上即可。

| 手 法 | 出血量 |
| --- | --- |
| 1.点刺法<br>2.留罐法 | 儿童只要出血20滴左右即可，青壮年则要求出血量较多，一般要出到中号罐的1/6～1/5。 |

## 适应证

1. 发热面红、鼻流黄涕、咽喉肿痛等热证。
2. 肩背疼痛、肩部僵硬等。

## 常用配伍

### 目赤 常配合用太阳穴

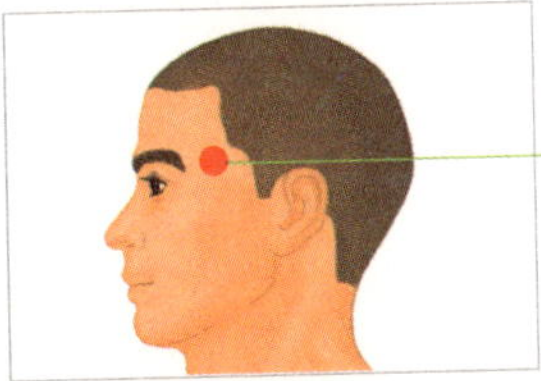

太阳穴：眉梢与外眼角之间向后约1寸处的凹陷中。

咽干咽痒，咽喉肿痛 常配合用商阳穴、少商穴

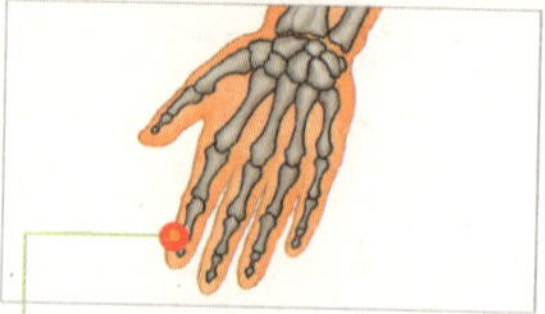

商阳穴：在手食指末节桡侧，距指甲角0.1寸。

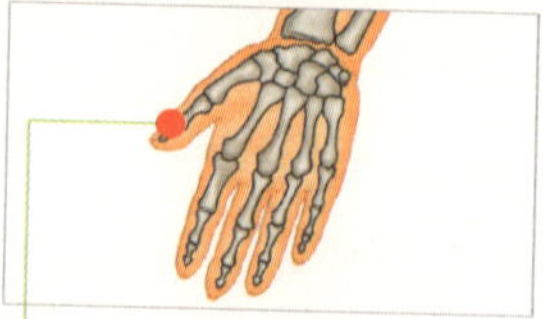

少商穴：在手拇指末节桡侧，距指甲角0.1寸。

## 刮痧

### 操作步骤

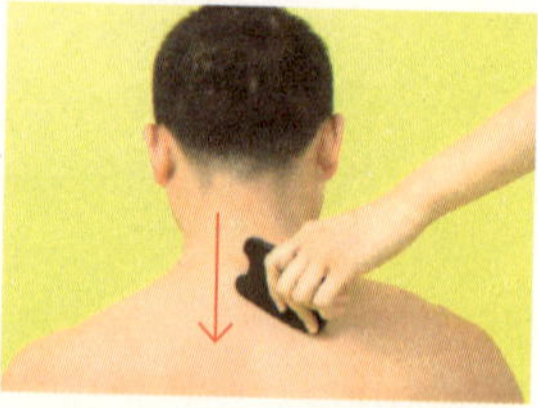

先在大椎穴抹上刮痧油，再用刮痧板一角在大椎穴做由上到下的刮拭，直至出现痧点或痧斑为止，以受力者能耐受为度。

| 手法 | 时间 | 力度 |
| --- | --- | --- |
| 角刮法 | 至皮肤上出现痧点或痧条为止 | 以耐受为度 |

### 适应证

1. 外感风寒引起的怕冷、发热、鼻塞不通、咳嗽

等症状。

❷ 各阳经不通所造成的颈椎病、脊柱强直等问题。

## 常用配伍

**鼻塞不通** 常配合用迎香穴

**颈项僵硬** 常配合用颈夹脊

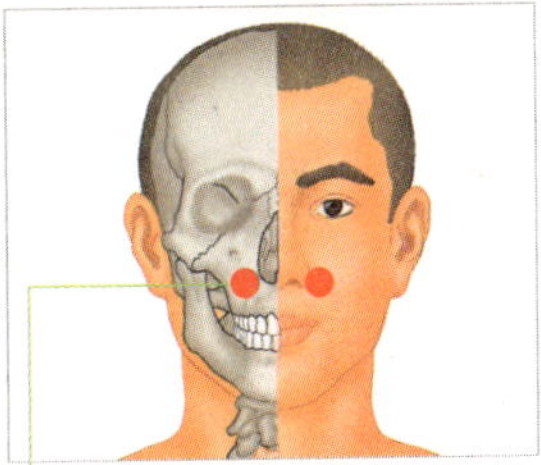

**迎香穴：** 在面部，在鼻翼的外缘中点旁，鼻唇沟中。

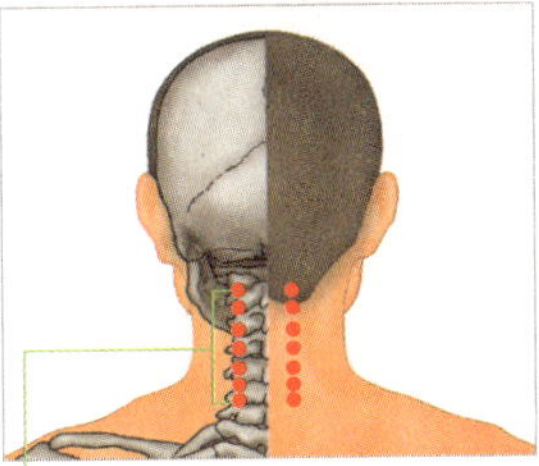

**颈夹脊穴：** 在各颈椎棘突下，后正中线旁开0.5寸。

### 挖掘生活中的养生小智慧

❶ 怕冷者可以多吃羊肉、花椒、桂圆等补阳的食物，也可以每晚用花椒水烫脚。

❷ 记忆力差、精神不济者应保证充足睡眠。

❸ 腰膝冷痛者可配合热敷，且节制房事。

# 膻中穴

主治　月经不调／胃下垂／心绞痛

理气宽胸振心阳，宁心护神调情志

《灵枢·胀论》云："膻中者，君主之宫城也。"即本穴与心包外腔关系密切，是保护心脏这一人体之"中"的，故名"膻中"。此外，膻中是八会中的气会，又称"上气海""上丹田"，是全身气会聚的地方，所以膻中又能治疗全身一切的气分证。

**〈归属经脉〉** 任脉（奇经八脉）。

**〈主要功效〉** 宽胸理气，调节情志，宁心护神，调整胃腑，振奋心阳。

**〈适用人群〉** 1.按摩此穴，所有人都适用。2.艾灸的方法适合于中老年人和部分体质虚弱的青年人。

**〈适用症状〉** 1.情志不畅者。2.气滞不行、胸部憋闷、呼吸不畅者。3.心阳不振而怕冷、面色青、口唇紫者。4.胃气不足而胃寒、胃胀、胃下垂者。

## 《标准定位与简易取穴》

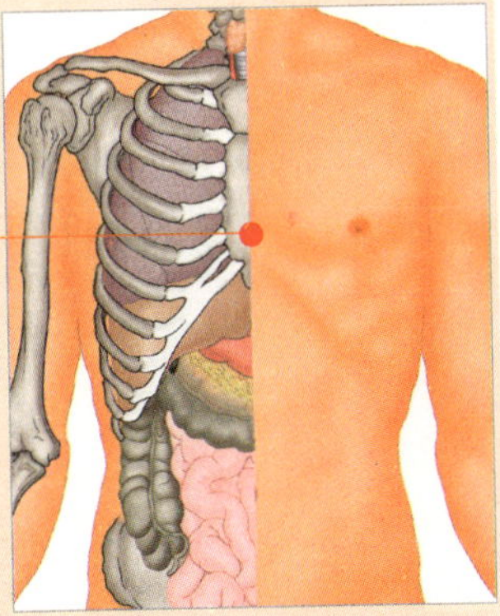

### 标准定位

在胸部正中线上，平第4肋间，两乳头连线的中点。

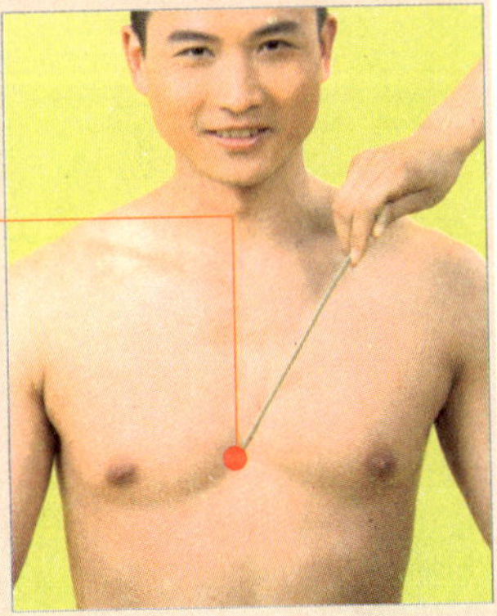

### 简易取穴

两乳头连线的中点。

# 《经典实用养生法》

## 按摩

### 手法①

按揉法：将右手中、食两指的指腹放在膻中穴上，稍微用力，然后在穴位上做有一定渗透力的环形运动。

### 手法②

点法：把右手中指的指腹放在膻中穴上，然后用手腕发力，缓缓地在穴位上进行点按，力度要由小到大，点到穴位有明显的酸胀感为止。

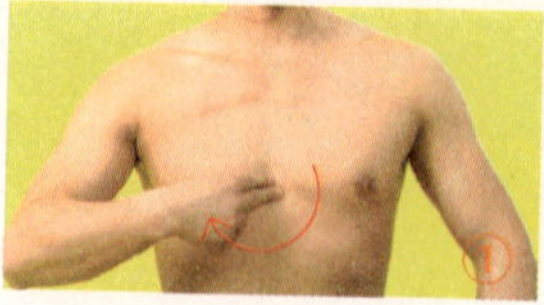


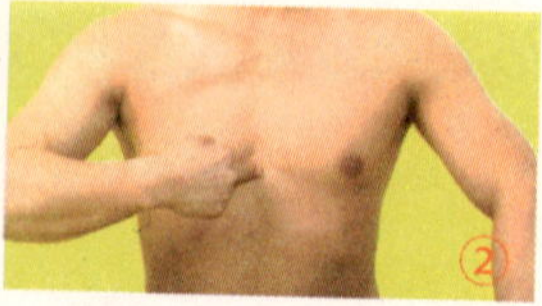


### 操作步骤

先用按揉法在膻中穴上放松1~2分钟，之后再用点法在穴位上点按30下左右，最后用按揉法在穴位上放松半分钟即可。

| 手法 | 时间 | 力度 |
|---|---|---|
| 1.按揉法 2.点法 | 5分钟 | 由轻到重，不要用力过猛 |

## 适应证

心悸、胸闷、气短、胸胁胀痛等。

## 常用配伍

### 爱叹气、胸胁胀痛 常配合用合谷穴、太冲穴

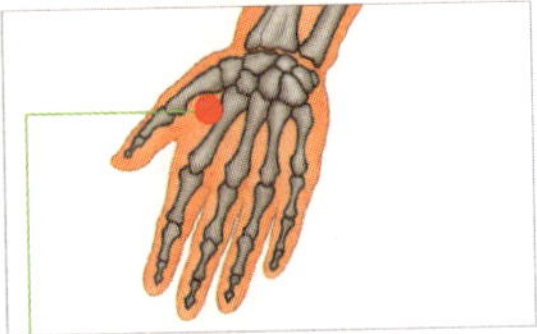

合谷穴：在手背，第1、第2掌骨间，第2掌骨桡侧的中点处。

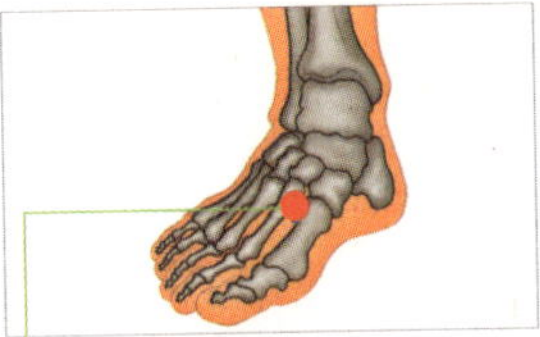

太冲穴：在足背，第1、第2跖骨之间，跖骨底结合部前方凹陷处，在拇长伸肌腱外缘处。

### 心绞痛、冠心病 常配合用巨阙穴

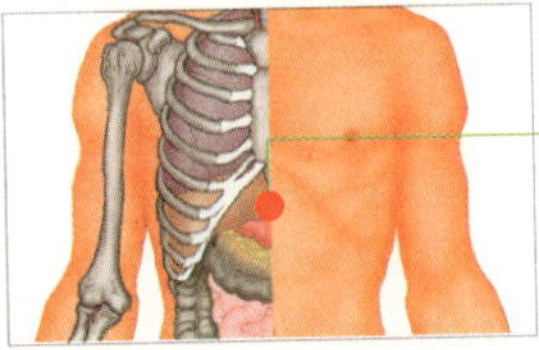

巨阙穴：在上腹部正中线上，脐中上6寸。

# 艾灸

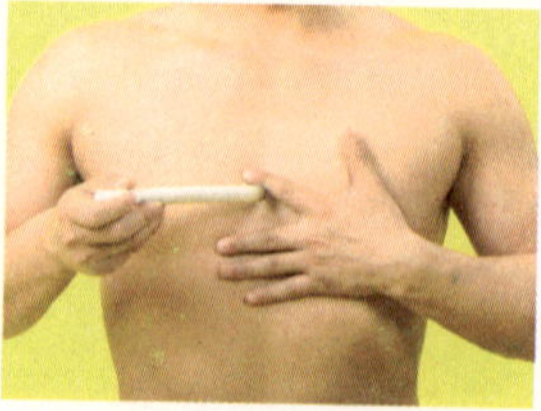

## 手法

艾条温和灸：右手拿艾条，将艾条的一端点燃，左手的食指和中指分别放在膻中穴的两边，然后使艾条距离穴位3厘米左右进行艾灸。当左手手指感到温度过高时，应将艾条与穴位皮肤的距离调得远一些。

## 操作步骤

用艾条温和灸的方法在穴位上熏灸，时间为15分钟左右，或者以被灸者感到胸中顺畅为宜。注意：在艾灸过程中要及时将灰掸落，并且不要用嘴吹艾条，要让其自然燃烧。

| 手法 | 时间 | 温度 |
| --- | --- | --- |
| 艾条温和灸 | 15分钟左右 | 以感到明显温热为度 |

## 适应证

❶ 心阳不足而引起的心绞痛、冠心病、心悸、四肢发凉、面色青紫等症状。

❷ 中气不足所引起的胃寒、胃胀、消化不良等。

## 常用配伍

**心绞痛、心悸、四肢发凉 常配合用心俞穴、巨阙穴**

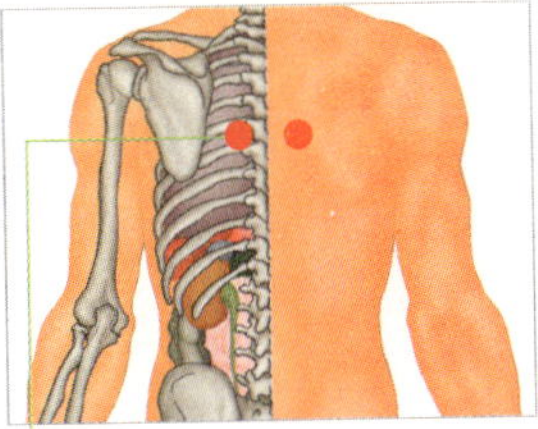

心俞穴：在背部，第5胸椎棘突下，后正中线旁开1.5寸。

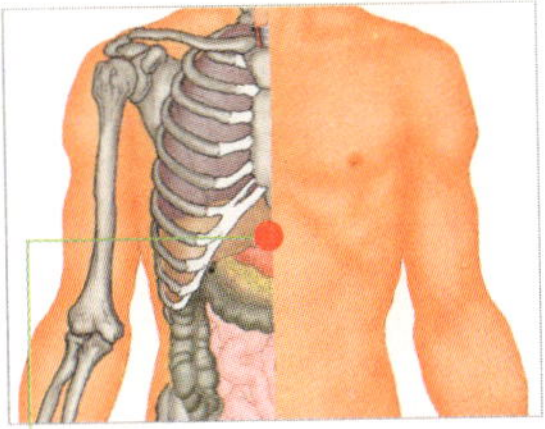

巨阙穴：在上腹部正中线上，脐中上6寸。

**胃寒、胃胀、消化不良 常配合用中脘穴、足三里穴**

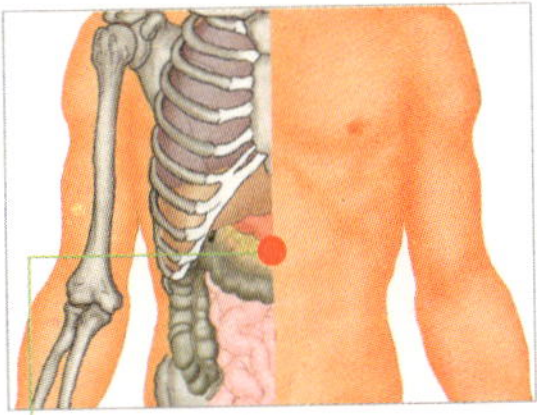

中脘穴：在上腹部正中线上，脐中上4寸。

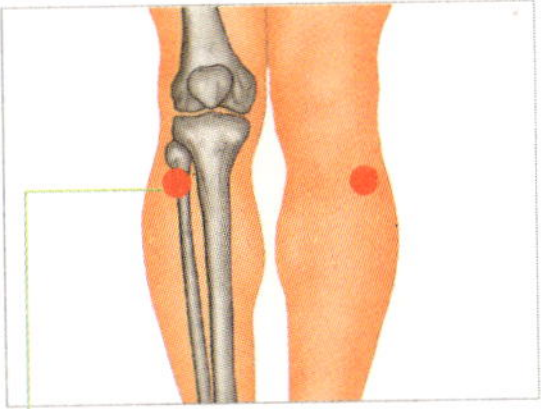

足三里穴：在小腿外侧，犊鼻穴下3寸，犊鼻穴与解溪穴连线上。

# 膻中穴增补元气

清朝康熙年间，武昌有一位姓郭的巡抚，年过六旬才得一子。但这个孩子身体十分虚弱，长年咳嗽、气喘，平时小脸惨白，发病时更是嘴唇发青，脸色发紫，呼吸急促，一副奄奄一息的样子。但是方法用了不少，药也吃了一堆，孩子的身体就是不见起色。不仅如此，这个孩子还添了个新毛病：全身的汗毛一天比一天浓密，甚至比大人的还要多。眼见着儿子的身体每况愈下，郭巡抚心急如焚，却束手无策。

一天，他偶然听说汉阳归元寺的德明法师有秘方，于是亲自带着儿子赶往汉阳，求取秘方。德明法师早就听说这位郭巡抚是一位勤政爱民的好官，所以一见到郭巡抚，问清了他的来意就满口答应。只见法师提笔开了个方子，然后嘱咐巡抚，回去将药研成粉末，加生姜汁调成糊状，然后敷贴在孩子的膻中和膏肓两个穴位上，每次贴半个时辰，每天1次，贴七七四十九天即可痊愈。

回家后，郭巡抚立即依照法师的嘱咐帮儿子敷贴，丝毫不敢怠慢。贴到30多天的时候，他发现孩子比以前有精神了，喘息和咳嗽也不像以前那么频繁和严重了，汗毛好像也没有以前那么浓密了。等到49天贴完，孩子唇红齿白，皮肤又白又亮，精力充沛，身上的汗毛也比之前稀疏了，终于可以像别的孩子那样在院子里奔跑玩耍了。

在这个医案中，敷贴药物的作用固然重要，但是经过皮肤被人体吸收的药量毕竟微小，所以穴位治疗还是起到了更重要的作用。用膏肓穴，是为了培补孩子的元气，为下一步的治疗打下坚实的基础。而整个治疗的点睛之笔，也是最重要的一个步骤，就是膻中穴的使用。在培补元气的基础上，运用膻中穴将元气引到上丹田，使患儿浑身上下气血充足、阴阳平衡，所以才能“穴”到病除，收到理想的治疗效果。

# 中脘穴

主治

消化不良/呕吐/食欲缺乏

健胃止吐功能全，
后天之本是中脘

元代医学家滑寿说：“太仓，一名中脘。”而《难经》中又说：“府会太仓。”而这里的“府”指的就是五脏六腑中的六腑。这两句话的意思就是说，六腑之气都在中脘这个穴汇集。所以我们说中脘是后天之本，所有与脾胃有关的病症都可以用它来治疗。

**〈归属经脉〉** 任脉（奇经八脉）。

**〈主要功效〉** 健胃消食，降逆温中。

**〈适用人群〉** 1.按摩和艾灸中脘穴适合所有年龄段的人。2.中脘穴敷贴主要用于成年人。

**〈适用症状〉** 1.艾灸中脘穴则主要用于胃阳不足者。2.敷贴中脘穴主要适用于胃阴不足者，常常表现为反酸、不思饮食等，这些人的舌中部一般是没有舌苔的，严重的时候，整个舌头都没有舌苔。

# 标准定位与简易取穴

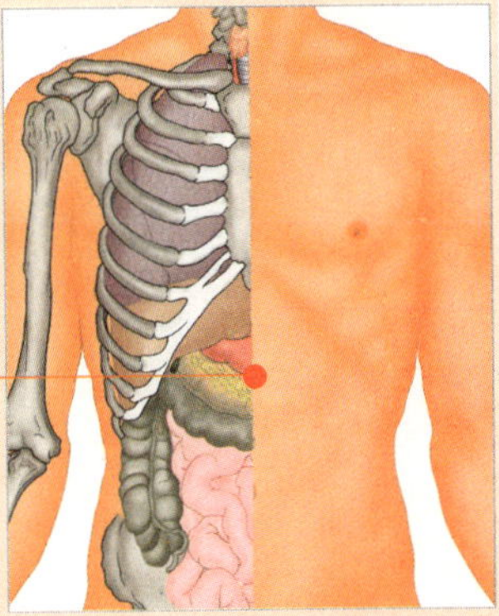

## 标准定位

在上腹部正中线上，脐中上4寸。

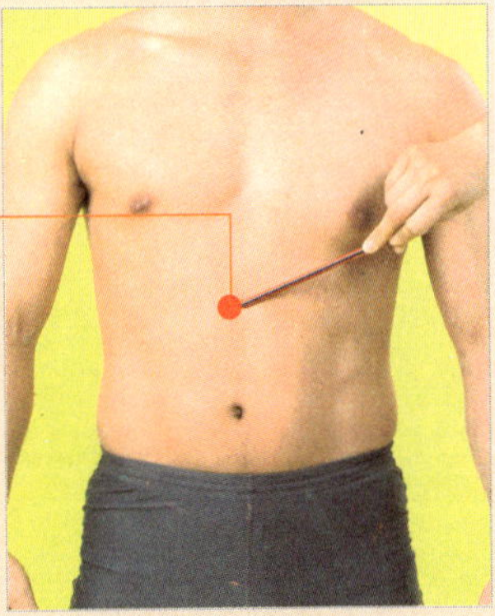

## 简易取穴

两肋弓交点与肚脐连线的中点。

## 经典实用养生法

### 按摩

#### 手法1

按揉法：将右手中、食两指的指腹放在中脘穴上，稍微用力，然后在穴位上做有一定渗透力的环形运动，以被按摩处有明显酸胀感为度。

#### 手法2

指推法：用右手拇指指腹着力，手肘发力，在中脘穴上施加一定的力度，然后使拇指由上而下地做平行运动。力度宜适中，以受力者能耐受为度。

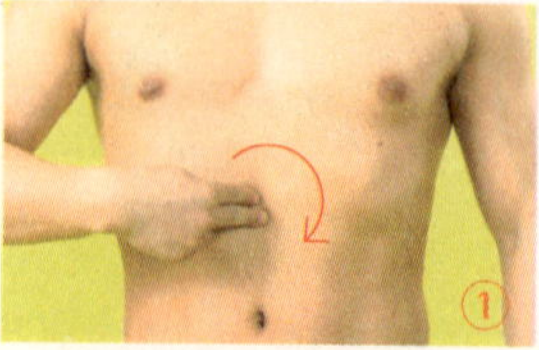


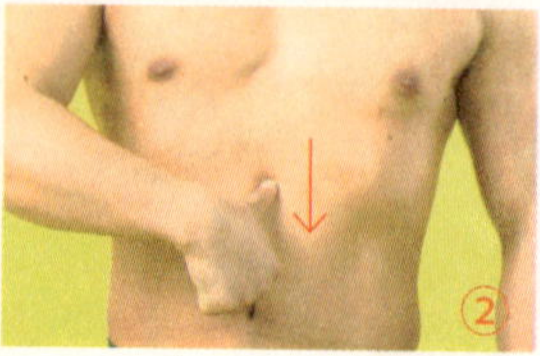


#### 操作步骤

先用按揉法在中脘穴上轻轻按摩1～2分钟，之后用指推法在中脘穴上由上而下地推拿60下左右，最后再用按揉法在中脘上放松半分钟即可。

| 手法 | 时间 | 力度 |
| --- | --- | --- |
| 1.按揉法<br>2.指推法 | 20～30分钟 | 轻柔 |

## 适应证

❶ 胃腑运动无力所造成的消化不良、胃口不佳、胃胀等。

❷ 胃气上逆引起的呃逆、恶心、呕吐、反酸等。

## 常用配伍

**胃胀** 常配合用膻中穴

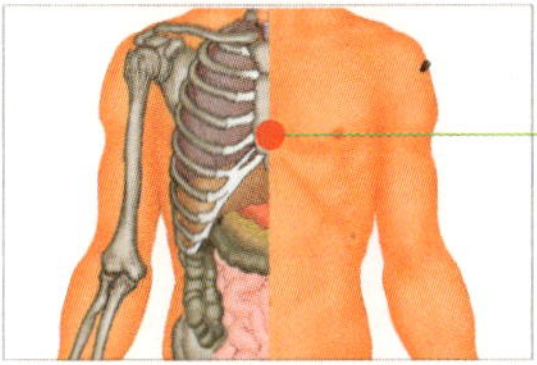

膻中穴：在胸部正中线上，平第4肋间，两乳头连线的中点。

**泛吐清水、食物不消化** 常配合用足三里穴

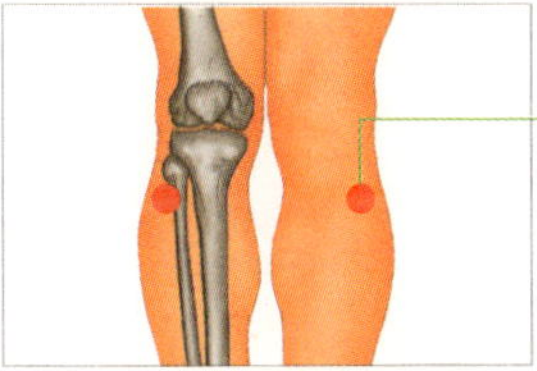

足三里穴：在小腿外侧，犊鼻穴下3寸，犊鼻穴与解溪穴连线上。

# 艾灸

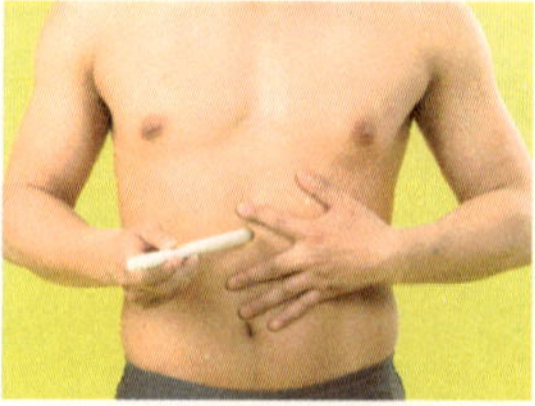

## 手法

艾条温和灸：点燃艾条，距离皮肤2~3厘米，左手的食、中两指分开，放在中脘穴的两边，然后将艾条对准中脘穴，艾条的方向应垂直于穴位皮肤，灸到胃脘部发热为度。

## 操作步骤

用艾条温和灸的方法在穴位上熏灸，时间20~30分钟，或者以整个胃部微微发热或有明显蠕动感为度。注意：在艾灸过程中要及时将灰掸落，并且不要用嘴吹艾条，要让其自然燃烧。

| 手法 | 时间 | 温度 |
| --- | --- | --- |
| 艾条温和灸 | 20~30分钟 | 整个胃部微微发热或有明显蠕动感为止 |

## 适应证

胃阳不足导致的胃寒，表现为反酸甚至不消化食物等问题。

## 常用配伍

**胃寒** 常配合用神阙穴

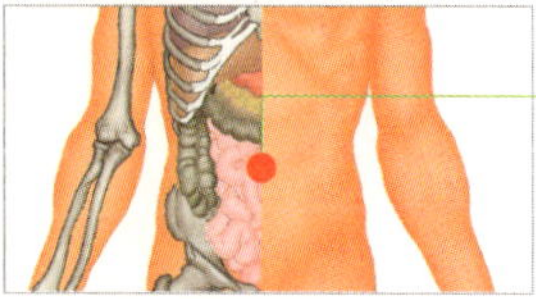

神阙穴：在腹部，脐中央。

## 敷贴

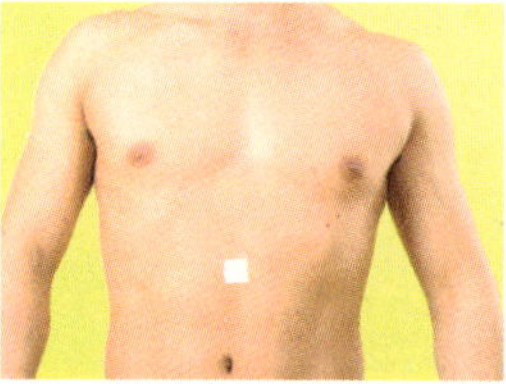

### 药材组成

白芥子10克，麦冬、石斛、知母各15克，牛膝20克。

### 操作步骤

上药研细粉，每次取10克，加少许面粉、生姜汁调成糊状，贴于中脘穴。每次敷贴8～24小时。

| 手 法 | 时 间 |
|---|---|
| 敷贴 | 8～24小时 |

### 适应证

胃阴不足所引起的胃部反酸、不思饮食等。

# 气海穴

主治
痛经/尿频/神经衰弱

调节任脉男女科，改善腹疾气海得

本穴与肺气息息相关，是腹部纳气的根本。如果气海这个地方缺乏吸力，那么呼吸之气和中气就不能到达脐下。所以，这个穴位被称为人体之气的归处，就像海纳百川，所以叫“气海”。

《归属经脉》任脉（奇经八脉）。

《主要功效》调节任脉，疏通腹络，纳摄中气，培补阳气。

《适用人群》老年人、体质较差的年轻人，按摩此穴都适合。

《适用症状》1.体质虚弱者。2.任脉失调，表现为生殖系统疾病。3.气机失调者，表现为唉声叹气、腹胀、呃逆、头痛、失眠、呼吸表浅或急促等。

## 标准定位与简易取穴

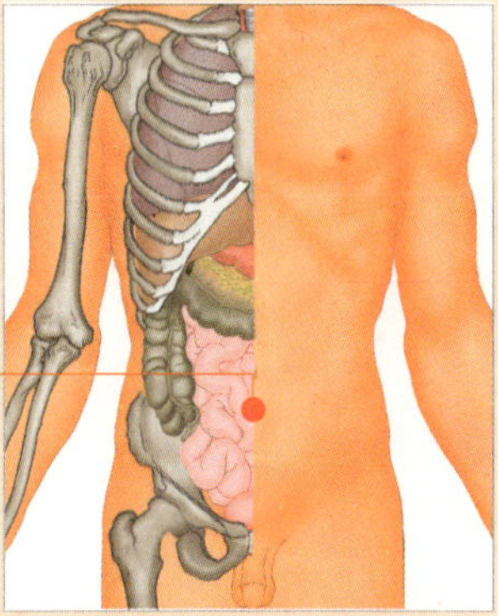

### 标准定位

在下腹部正中线上，脐中下 1.5 寸。

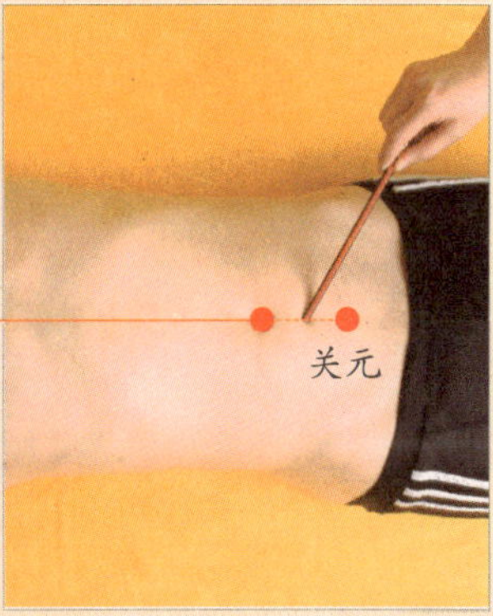


### 简易取穴

仰卧位，先取关元穴，在关元穴与肚脐连线的中点处，按压有明显酸胀感。

## 《经典实用养生法》

### 按摩

#### 手法❶

大鱼际揉法：将右手大鱼际放在气海穴上，并以它作为着力点，由肩关节发力，带动肘关节，肘关节带动腕关节做上下揉动的动作。

#### 手法❷

按揉法：将右手中、食两指的指腹放在气海穴上，稍微用力，然后在穴位上做有一定渗透力的环形运动，速度要慢。

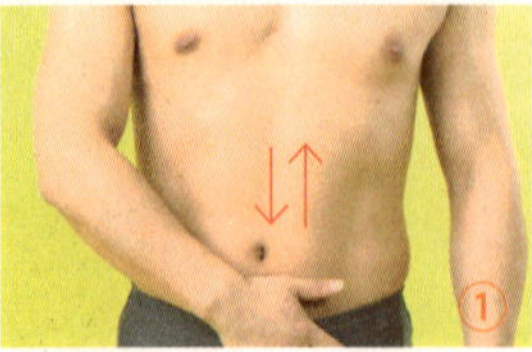


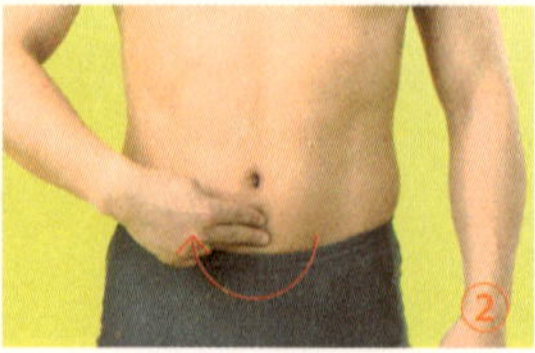


#### 操作步骤

先用大鱼际揉法在气海穴上按揉1～2分钟，之后再用按揉法在穴位上按揉3分钟左右，最后用大鱼际揉法在穴位上放松半分钟即可。

| 手法 | 时间 | 力度 |
| --- | --- | --- |
| 1.大鱼际揉法<br>2.按揉法 | 5分钟左右 | 稍用力，以能耐受为度 |

## 适应证

1 各种妇科、男科疾病，如月经不调、遗精等。

2 腹部疾病，如腹痛、便秘、泄泻、尿潴留等。

3 中气不能固摄而导致的气促、呼吸表浅、胸闷等症状。

## 常用配伍

### 妇科、男科疾病 常配合用三阴交穴

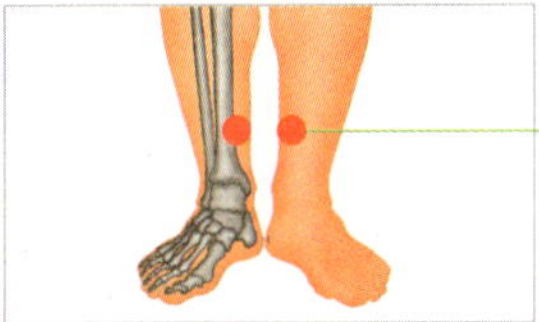

三阴交穴：在小腿内侧，内踝尖上3寸，胫骨内侧缘后方。

### 腹痛、便秘、泄泻 常配合用天枢穴

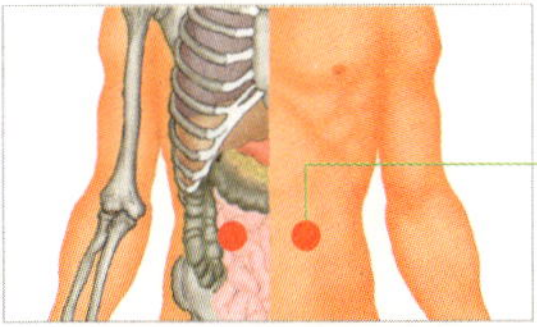

天枢穴：在腹部，横平脐中，前正中线旁开2寸。

## 艾灸

### 手法❶

艾条温和灸：右手持艾条，然后点燃艾条的一端，左手食指和中指分开，分别放在气海的两侧。熏灸时，艾条距离皮肤2~3厘米，此距离可以根据穴位皮肤的温度来做适当的调整。艾灸程度以被艾灸者小腹有明显的温热感为度。

### 手法❷

艾炷隔盐灸：将艾绒做成花生米大的艾炷备用，在气海穴的皮肤上放一个用面捏成的小圆圈，然后将盐填进小圆圈，使盐正好与圆圈上部齐平，然后再将艾炷放在盐上，点燃艾炷进行艾灸。还可以在盐和艾炷之间放一个薄姜片。

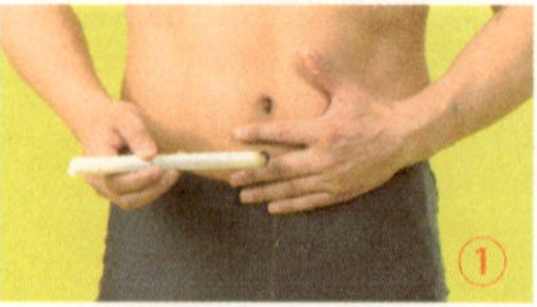
①

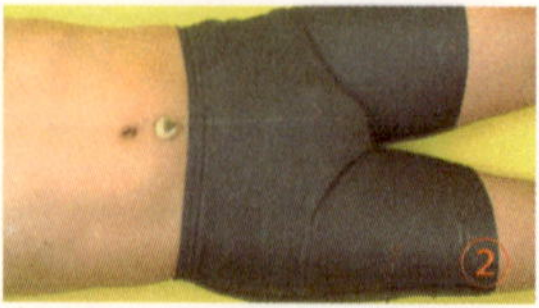
②

### 操作步骤

用艾条温和灸的方法在穴位上熏灸，时间

10～15分钟或者以小腹部有明显的温热感为度。注意：在艾灸过程中要及时将灰掸落，并且不要用嘴吹艾条，要让其自然燃烧。

用艾炷隔盐灸5～7壮，需要注意的是，在每壮要烧完的时候及时更换艾炷，以防烫伤。

| 手法 | 时间 | 温度 |
| --- | --- | --- |
| 1.艾条温和灸<br>2.艾炷隔盐灸 | 20～30分钟 | 以小腹有明显热感为度 |

## 适应证

1. 艾条温和灸主要用于各种原因引起的身体虚弱等症。
2. 艾炷隔盐灸用于严重的肾不纳气而引起的气促，甚至是气脱。

## 常用配伍

**身体虚弱** 常配合用关元穴

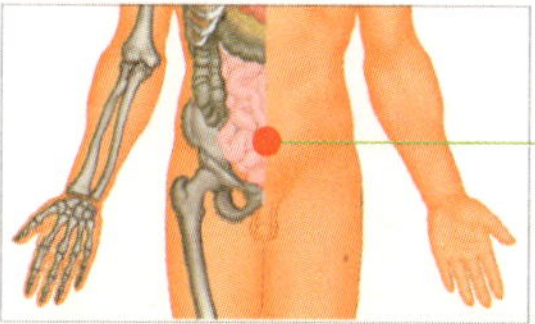

关元穴：肚脐下3寸（4横指宽）

# 神阙穴

主治

神经衰弱/黄疸/痛经/带下

固表涩精保下元，通调三焦寿延年

这个穴位在肚脐中央，而肚脐是先天的结蒂、后天的气舍，一穴通着先后天，所以称为“神”；“阙”是正门、中门的意思，因为这个穴内部通着大肠、小肠两腑，而这两腑是人体传导运转的关键部位，是人体运转的“中门”，所以这个穴合起来就称为“神阙”。

**《归属经脉》** 任脉（奇经八脉）。

**《主要功效》** 强身延年，通调三焦，调理冲任，温经止痛，固表涩精，健运脾胃。

**《适用人群》** 中老年人及身体不适的年轻人。

**《适用症状》** 1.体弱多病的人。2.容易表现出“不通”症状的人，如胸闷、胃胀、下肢水肿等。3.冲任失调，表现为有妇科、男科疾病的人。4.气虚不固，容易流鼻血、尿血。

# 标准定位与简易取穴

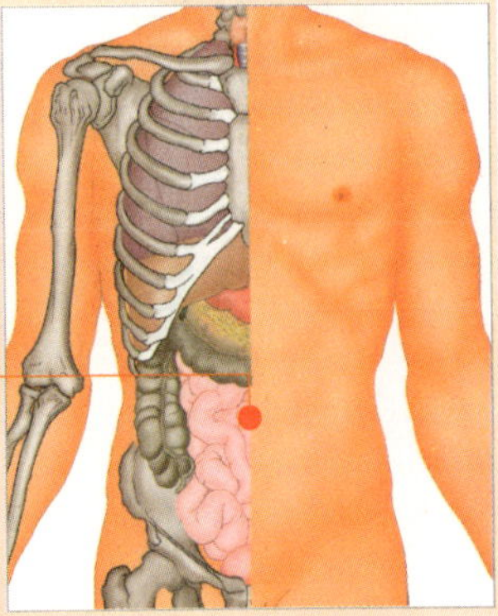

## 标准定位

在腹中部，脐中央。

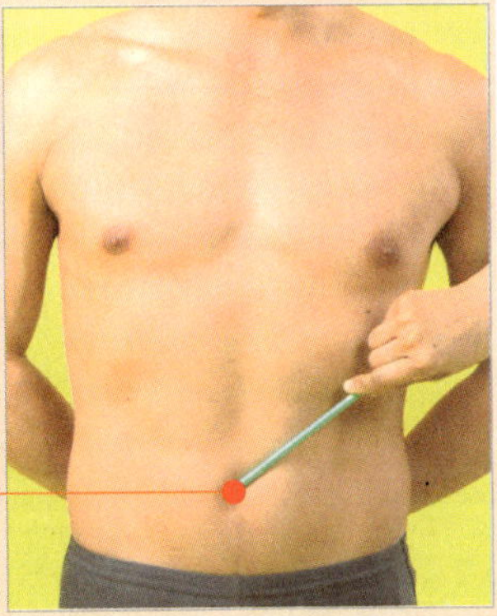

## 简易取穴

在肚脐中央。

# 经典实用养生法

## 按摩

### 手法

按揉法：用手掌覆盖在肚脐上，掌心对准肚脐，另一手掌覆盖在其手背上，双手掌同时出力，按揉穴位，有酸胀感为度。

### 操作步骤

双手搓到微热，先用左手手掌覆盖在肚脐上，右手覆盖在左手手背，按揉穴位，再换右手在下，每天早晚双手轮流在下按揉穴位，各揉按1～3分钟。

| 手 法 | 时 间 | 力 度 |
| --- | --- | --- |
| 按揉法 | 2～6分钟 | 较轻 |

### 适应证

❶ 小儿泻痢、急慢性肠炎、便秘、腹痛、脱肛、子宫脱垂。

❷ 脑卒中、中暑、不省人事等。

❸ 大腹水肿、小便不利、月经不调、闭经等。

## 常用配伍

### 久泻不止，肠鸣腹痛 常配合用关元穴

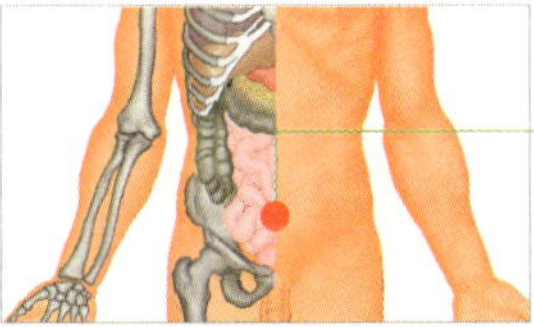

关元穴：肚脐下3寸（4横指宽）。

### 大腹水肿，小便不利 常配合用石门穴

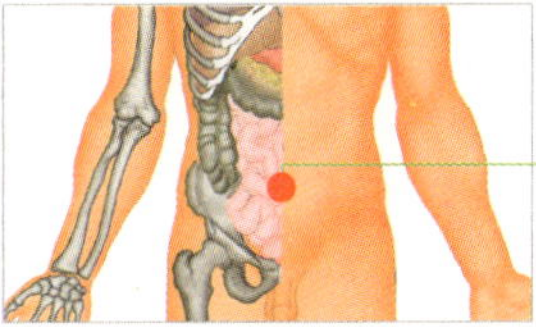

石门穴：在下腹部正中线上，脐中下2寸。

### 脱肛 常配合用百会穴、膀胱俞穴

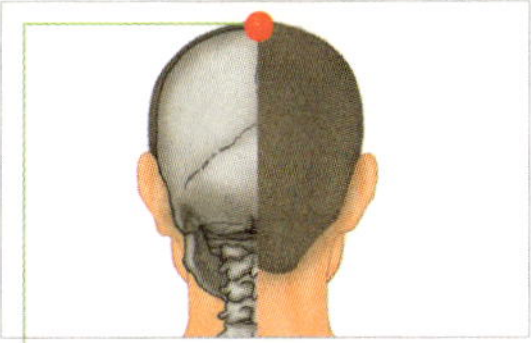

百会穴：位于头部正中线上，前发际向后5寸。

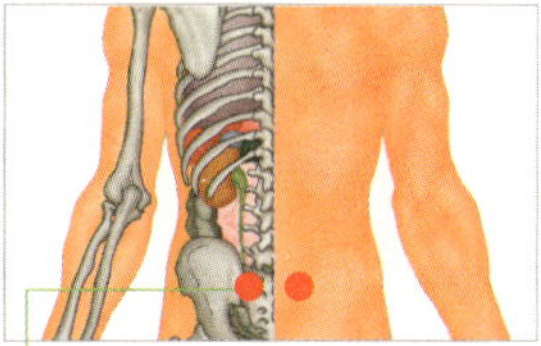

膀胱俞穴：在骶部，横平第2骶后孔，骶正中嵴旁开1.5寸。

# 艾灸

## 手法①

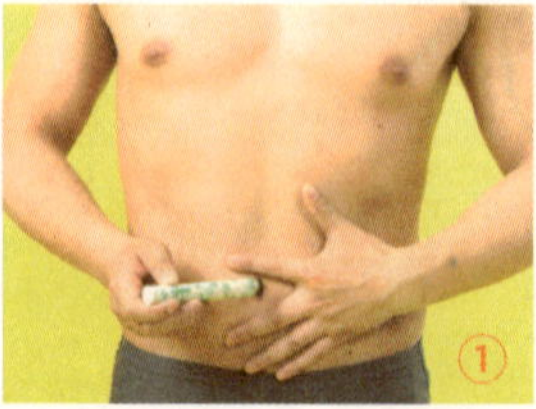


艾条温和灸：将左手食、中指分别放在神阙两侧，然后右手持点燃的艾条，对准穴位进行艾灸，艾条和穴位皮肤之间距离为3厘米左右，也可以在艾灸过程中随时观察被艾灸者的情况，根据被艾灸者的感觉调整距离。

## 操作步骤

用艾条温和灸的方法在神阙穴上熏灸，时间20分钟左右或者以被艾灸者感到温热舒服为度。

| 手法 | 时间 | 温度 |
| --- | --- | --- |
| 艾条温和灸 | 20分钟左右 | 感到温热舒服为度 |

## 适应证

❶ 虚劳性病症、神经衰弱、失眠、多梦、烦躁等。

❷ 三焦不利引起的小便不利、腹水、水肿、黄疸

等问题。

❸ 由于各种痹证引起的关节疼痛、手脚麻木等现象。

❹ 气虚不固引起的自汗、盗汗、梦遗、滑精、久泄、带下、惊悸、失眠等。

## 常用配伍

**保健强身** 常配合用气海穴、关元穴

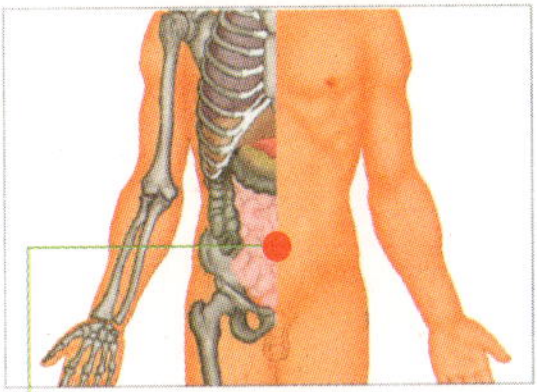

气海穴：在下腹部正中线上，脐中下1.5寸。

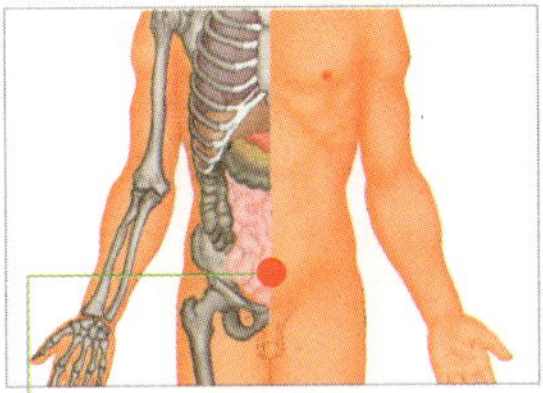

关元穴：肚脐下3寸（4横指宽）。

**痹症** 常配合用足三里穴

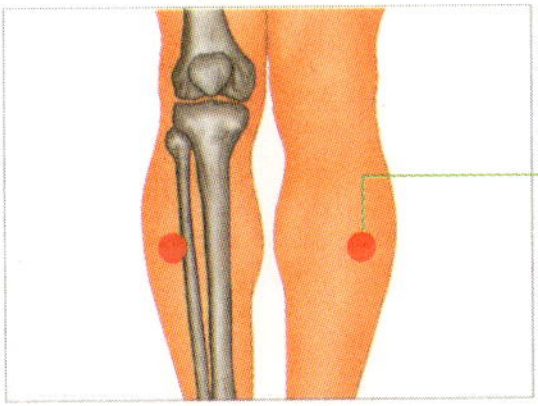

足三里穴：在小腿外侧，犊鼻穴下3寸，犊鼻穴与解溪穴连线上。

## 小便不利 常配合用中极穴

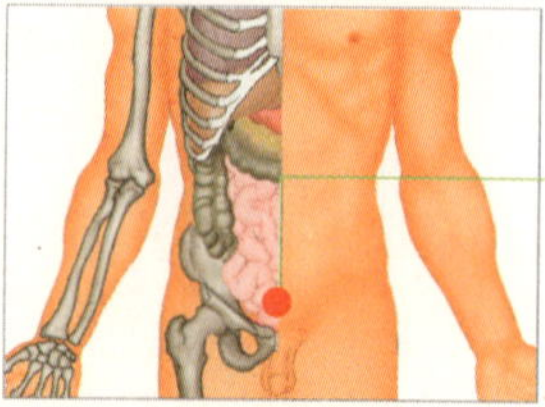

中极穴：在下腹部正中线上，脐中下4寸。

## 气虚不固 常配合用百会穴、气海穴

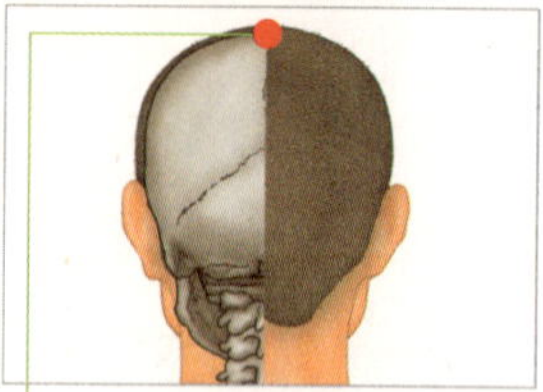

百会穴：位于头部正中线上，前发际向后5寸。

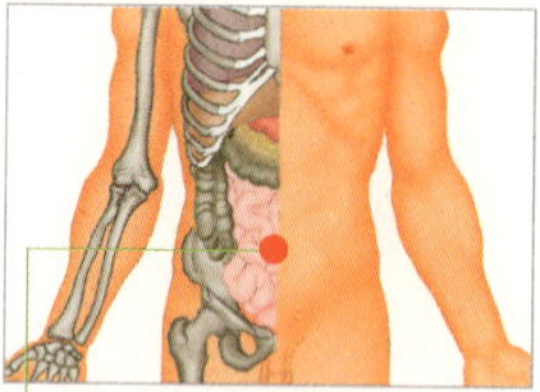

气海穴：在下腹部正中线上，脐中下1.5寸。

### 手法2

艾炷隔姜灸：用新鲜生姜切成直径2~3厘米、厚0.2~0.3厘米的薄片，中心用针穿刺数孔，然后将姜片置于应灸的腧穴部位或患处，再将艾炷放在姜片上点燃施灸。当被艾灸者感到微有灼痛时，更换艾炷再灸，至局部皮肤潮红为止。

## 操作步骤

用艾炷隔姜灸的方法在穴位上进行熏灸，每次7～10壮。

| 手 法 | 时 间 | 温 度 |
|---|---|---|
| 艾炷隔姜灸 | 7～10壮 | 至皮肤潮红为止，但以不起疱为度 |

## 适应证

因脾运不足引起的胃痛、腹痛、呕吐、泄泻等症。

## 常用配伍

**胃痛呕吐** 常配合用中脘穴

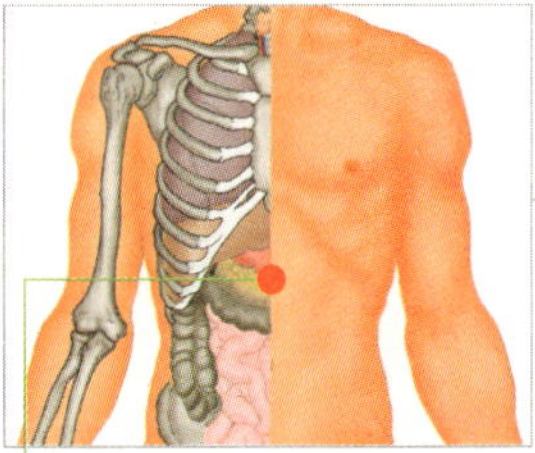

中脘穴：在上腹部正中线上，脐中上4寸。

**泄泻痢疾** 常配合用天枢穴

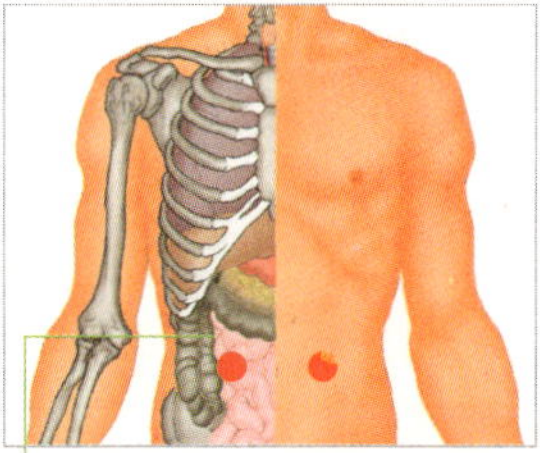

天枢穴：在腹部，横平脐中，前正中线旁开2寸。

# 关元穴

固本培元抗衰老，补虚健体美容颜

**主治** 阳痿/不孕不育/皱纹/痤疮

关元穴是人体阴阳元气相交通的地方，也是历代养生家所推崇的聚气凝神的所在。古人认为，这个地方是人体的“玄关”，而“玄”和“元”是相通的，所以也称作“元关”。

**《归属经脉》** 任脉（奇经八脉）。

**《主要功效》** 补虚健体，养颜美容，调节水液。

**《适用人群》** 中老年人和体质较差的年轻人。

**《适用症状》** 1.体弱多病的人。2.水液失调引起的遗尿、尿潴留、泄泻、水肿，甚至是腹水等。3.任脉失调，出现生殖系统疾病，有时会伴有腹部不适症状。4.阴阳不调，主要表现为失眠、高血压、头痛、抑郁以及身体忽冷忽热等感觉异常。

# 标准定位与简易取穴

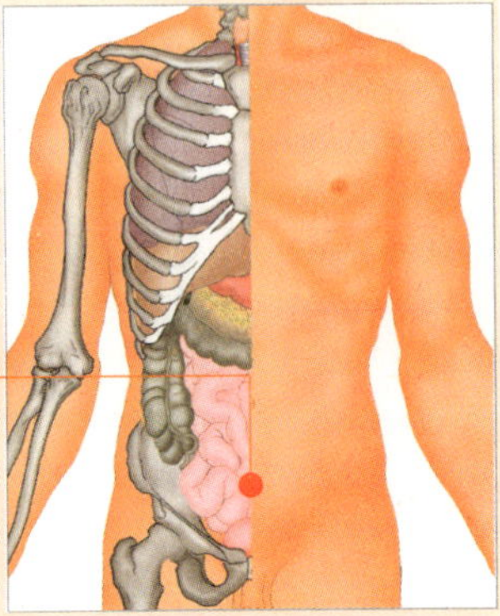

## 标准定位

肚脐下3寸（4横指宽）。

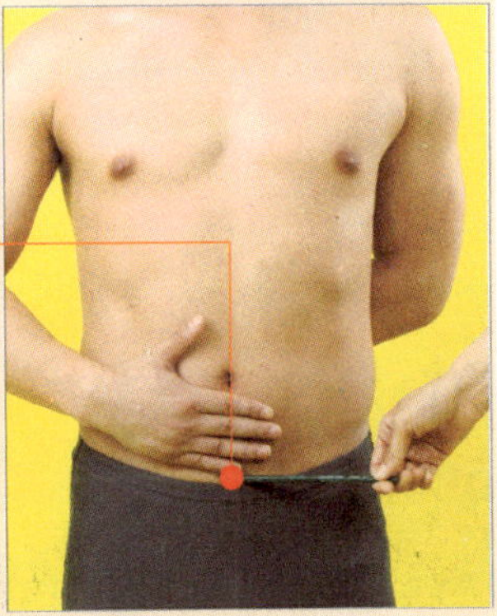

## 简易取穴

在前正中线上，脐下4横指。

## 经典实用养生法

### 按摩

#### 手法1

大鱼际揉法：将右手大鱼际放在关元穴上，然后以它为着力点，由肩关节发力，带动肘关节，肘关节带动腕关节做上下的摆动动作。按揉时着力点可以适当地滑动，但滑动速度要慢，幅度要小。

#### 手法2

点法：把右手的中指指腹放在关元穴上，然后用手腕发力，缓缓地在穴位上进行垂直点按，力度要由小到大，以受力者能耐受为度。

#### 手法3

擦法：五指并拢，用右手小鱼际着力于关元穴皮肤上，然后在穴位皮肤上来回地做小幅度快速的

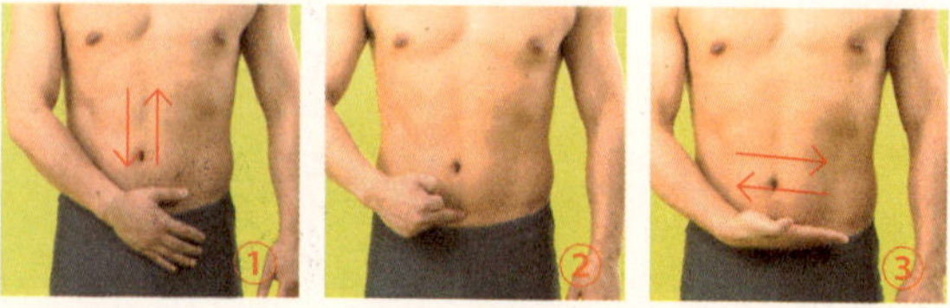

摩擦，直到穴位皮肤发热发红为止。

## 操作步骤

先用大鱼际揉法在关元穴上揉1～2分钟，之后再用点法在穴位上点按30下左右，接着用擦法在穴位上快速摩擦1～2分钟，最后再用大鱼际揉法在穴位上放松半分钟即可。

| 手 法 | 时 间 | 力 度 |
|---|---|---|
| 1.大鱼际揉法<br>2.点法<br>3.擦法 | 5分钟左右 | 稍轻 |

## 适应证

❶ 月经不调、带下、闭经、遗精、阳痿、疝气、不孕不育等任脉病症。

❷ 阴阳失调引起的失眠、高血压、头痛等问题。

**阴阳失调** 常配合用涌泉穴

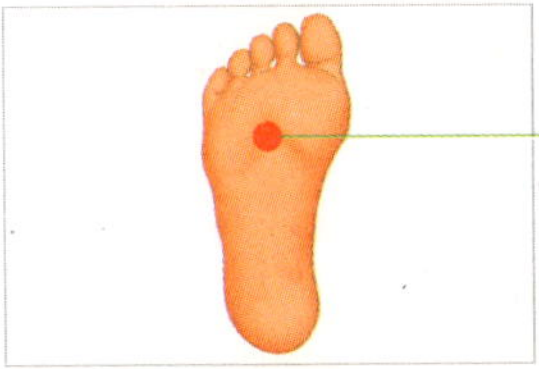

涌泉穴：在足底，屈足卷趾时足心凹陷中。

# 艾灸

## 手法

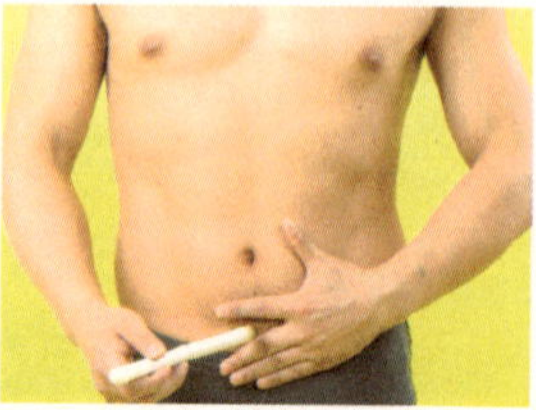

艾条温和灸：右手拿艾条，点燃艾条的一端，左手食指和中指分开，分别放在关元穴的两侧。进行艾灸时，艾条距离穴位皮肤2~3厘米，此距离可根据穴位皮肤的温度做适当的调整。

## 操作步骤

用艾条温和灸的方法在关元穴上熏灸，时间20~30分钟，或者以被艾灸者小腹部有明显的温热感为度。注意：在艾灸过程中要及时将灰掸落，并且不要用嘴吹艾条，要让其自然燃烧。

| 手法 | 时间 | 温度 |
| --- | --- | --- |
| 艾条温和灸 | 20~30分钟（未婚女性10~15分钟即可） | 以小腹部有明显的温热感为度 |

## 适应证

❶ 水液代谢异常引起的遗尿、尿潴留、尿频等症状。

❷ 能起到延缓衰老的作用，使皱纹、色斑、痤疮、肤色暗沉等问题得到有效改善。

## 常用配伍

**水液代谢病** 常配合用阴陵泉穴、水分穴

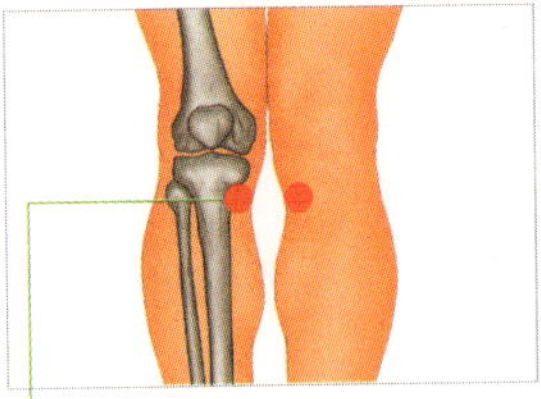

阴陵泉穴：在小腿内侧，胫骨内侧髁下缘与胫骨内侧缘之间的凹陷中。

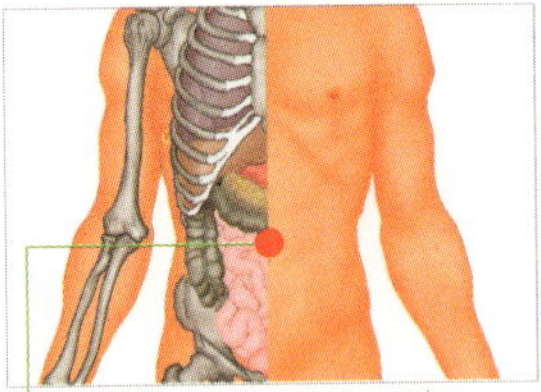

水分穴：在上腹部正中线上，脐中上1寸。

**挖掘生活中的养生小智慧**

阴阳失调者要保证充足的睡眠。

# 关元穴治疗儿童遗尿

现代针灸名家陆瘦燕的医案集中记载了一则用关元穴治疗儿童遗尿的医案。

有个男孩子14岁了还尿床，而且每天晚上都尿，一晚也不落。看他的样子：没有精神，软软塌塌；不愿意说话，即使说话声音也很低；面色苍白，形体消瘦，不思饮食；自述平时也不愿意和周围的同学来往。

经过初步诊察，发现他舌淡，舌苔白，脉象细弱。看完之后陆先生认为这是因为脾肾两虚，固摄无力所引起的，治疗应当首推灸法，于是便在这个孩子的关元穴用灸法，用的是米粒灸，灸9壮。治疗3次之后，再看他，面色还是苍白，舌苔和脉象没有明显变化，但精神已有所好转，胃口也变好了，紧接着陆先生又将米粒灸改成温针灸，穴位依然是关元。3次过后，这个孩子有时夜里已经不尿床了，脸色开始变得有光泽，且食欲渐增，精神转好，脉象也不再那么沉了。于是，陆先生继续用温针灸的方法，只是穴位又加了足三里穴。3次过后，男孩自述已经5天没有尿床，脸色红润，食欲大增，精神振作了。见到已经有了明显效果，于是陆先生去灸改针，穴用百会穴、心俞穴、气海穴、关元穴、足三里穴、三阴交穴，治3次后停止治疗。1个月后复诊时，男孩的病情没有反复，脸色、精神和胃口都很好。

这个案例是典型的脾肾两虚，而且得病时间久，中医认为，长时间的疾病会损伤人的先天之气，所以对于这样的患者来说，补益后天和调摄先天同样重要。这时，在可以同调先天、后天之气的关元穴使用灸法就显得十分合适。

在经过6次的治疗之后，人体的元气有了一定程度的恢复，这时再加用足三里穴，恢复其全身其他部位的气血，可以帮助关元穴部位元气的储藏和积蓄。等到脾肾的虚弱都恢复到正常水平，再用针法将失调的气机略微调整，疾病就可以痊愈了。

# 天枢穴

主治
便秘/肥胖/脂肪肝/肾绞痛

调腑通便健肠胃，
中焦运转靠天枢

天，是气化运转的自然道理；枢，则是“致动之机”。古代星相学家以北斗第一星为天枢，来住持天上各个星辰的运行，依照这个规律，古代的养生家把本穴之于身体的地位与北斗第一星之于天空的地位等同起来，所以起名为“天枢”。

《归属经脉》足阳明胃经。

《主要功效》调整肠道，运转中焦，泻火养颜。

《适用人群》1.按摩天枢穴适合所有人。2.艾灸天枢穴只适合中年人和青年人。

《适用症状》肠腑阳气不足，表现为腹部长期冰凉，胀气，排气不利；中焦失转，积火上炎，主要表现为痤疮，同时伴有肠胃症状或者腹部的空松感、胀气感、寒冷紧缩感。以上可用艾灸。

# 标准定位与简易取穴

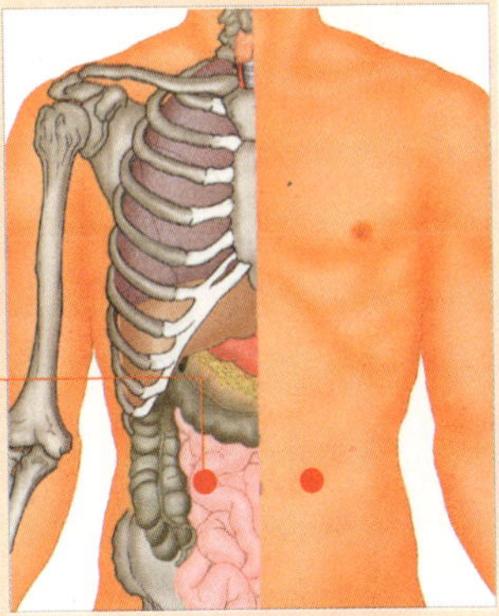

## 标准定位

在腹部，横平脐中，前正中线旁开2寸。

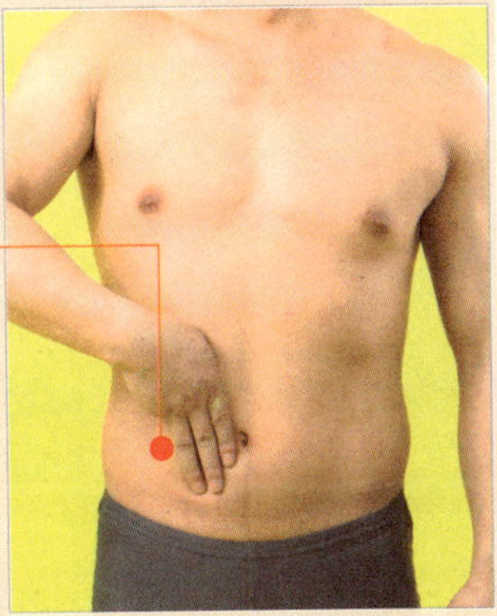

## 简易取穴

脐旁3横指。

## 经典实用养生法

### 按摩

#### 手法❶

按揉法：将右手中、食两指的指腹放在两侧天枢穴上，稍微用力，然后在穴位上做有一定渗透力的环形运动，运动的速度要慢，力度以受力者能耐受为度。

#### 手法❷

颤法：把右手食指的指腹放在天枢穴上，手和穴位皮肤成90°角，然后用手臂发力，带动手指在穴位皮肤上做小幅度的一上一下快速运动。

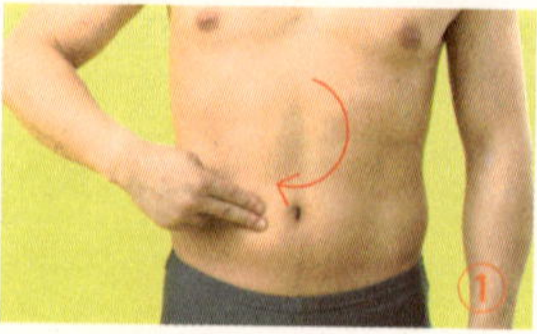


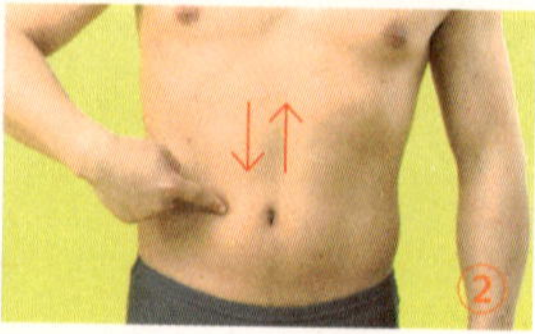


#### 操作步骤

先用按揉法在天枢上按揉5分钟，之后再用颤法在穴位上颤动1～2分钟，然后重复上面两个步骤，最后再用按揉法在穴位放松1分钟即可。

| 手 法 | 时 间 | 力 度 |
| --- | --- | --- |
| 1.按揉法<br>2.颤法 | 10～15分钟，至腹部有肠鸣声或感觉到明显的肠蠕动为止 | 以舒服、能耐受为度 |

## 适应证

❶ 胃肠功能失调引起的便秘、泄泻等。

❷ 中焦运转不利引起的肥胖、脂肪肝等。

❸ 内脏不通引起的肾绞痛、肠绞痛等。

## 常用配伍

**内脏绞痛** 常配合用内关穴

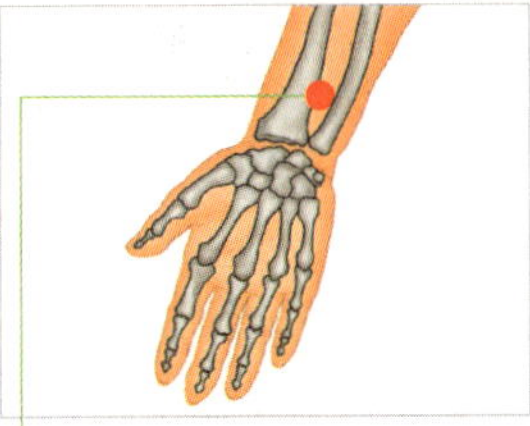

**内关穴：** 腕掌侧横纹上2寸，掌长肌腱与桡侧腕屈肌腱之间。

**便秘、泄泻** 常配合用上巨虚穴

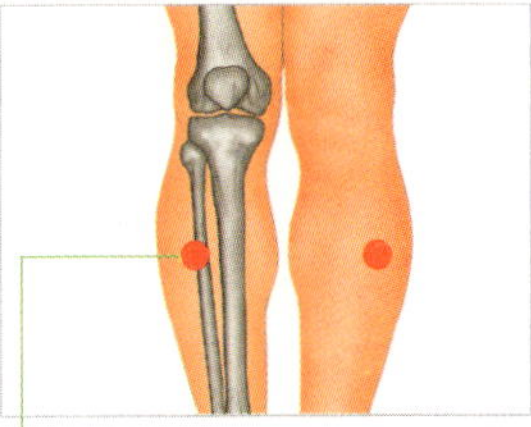

**上巨虚穴：** 在小腿外侧，犊鼻穴下6寸，犊鼻穴与解溪穴连线上。

## 挖掘生活中的养生小智慧

❶ 泄泻的人应尽量少吃辛辣刺激性食物。

❷ 肥胖、脂肪肝患者应适当进行体育锻炼，并多吃山楂、荷叶等具有降脂作用的食物。

# 艾灸

### 手法

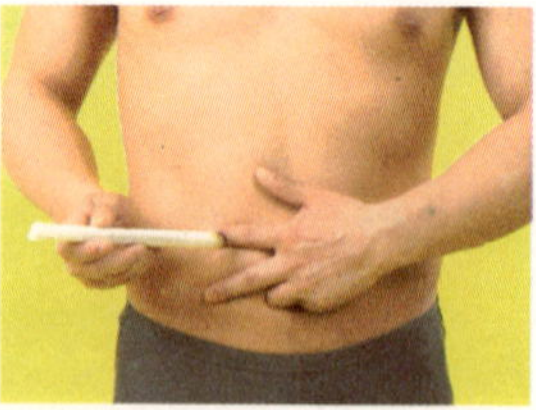

艾条温和灸：将艾条一端点燃，对准穴位，距离皮肤2~3厘米进行熏灸，要使被艾灸者有温热感而没有灼痛感为宜。进行操作的人应当把食指和中指分开，放在穴位的两侧，这样可以通过自己手指的感觉来感知被艾灸者的受热程度，可以防止烫伤。

### 操作步骤

用艾条在天枢穴上熏灸15分钟。

| 手法 | 时间 | 温度 |
| --- | --- | --- |
| 艾条温和灸 | 15分钟 | 以感到腹部有温热的舒适感为度 |

## 适应证

中焦运转不畅引起的痤疮、便秘等。

## 常用配伍

**胃部积聚** 常配合用中脘穴

**痤疮** 常可配合用足三里穴

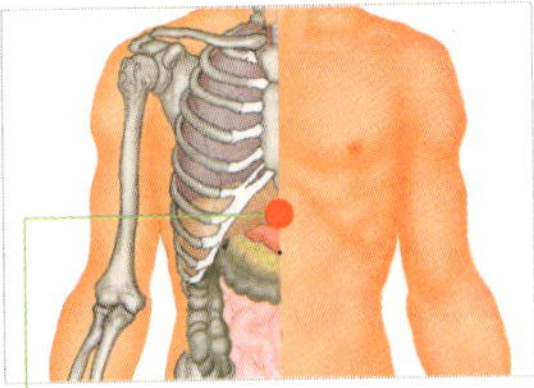

中脘穴：在上腹部正中线上，脐中上4寸。

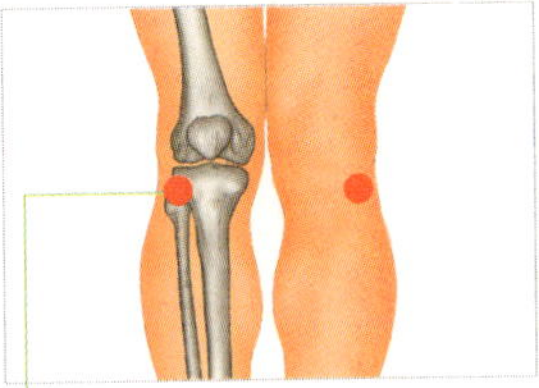

足三里穴：在小腿外侧，犊鼻穴下3寸，犊鼻穴与解溪穴连线上。

**挖掘生活中的养生小智慧**

痤疮患者平时忌熬夜，多接受阳光照射有利于痤疮好转。

# 天枢穴针灸治『怪病』

相传南北朝时期，有一姓孟的秀才，平时最爱吃螃蟹，花在这上面的心思也多。有一天晚上外出吃螃蟹，直吃得个肚儿圆圆方才回家。

因为他喝了不少酒，回家后倒头便睡，半夜起来上厕所，经过大堂的时候，发现不知是谁，放了几个橙黄的柿子在桌子上。他没有多想就拿了一个吃了起来。没想到，这柿子绵软香甜，很是可口，于是他便把剩下的几个都吃了。待躺到床上，刚要入睡，腹部就开始一阵阵地痛。他原没有在意，以为大概是半夜吃了凉柿子，过一会儿就好了，却没想到，这痛越来越重，到最后，肚脐周围就像结了一块石头，难受极了。他大呼救命，家人赶过来一看，吓坏了，赶紧请大夫过来看。

等到大夫来时，他已经动不了

了，大夫一切脉，赶紧命人拿来大盆等着，自己扶着他趴到床边，用手探进他的嗓子，希望他能吐出点东西，结果，他什么也没吐出来。这时，大夫心里也很着急，心想："这时候若用中药，一是时间来不及，二来他的状况，药即使喝下去，也不一定吸收得了，为今之计，只有用针灸了。"

于是，大夫取了两根银针，扎进患者的天枢穴，同时大幅度地提插捻转。大约过了半炷香的时间，只听见孟秀才的肚子咕噜一响，接着，就不断有微小的声音传出来，大夫赶忙命人拿来马桶。果然，孟秀才断断续续地排了大概有半桶多的大便，然后虚脱地躺在床上，慢慢就睡着了。这时大夫再看他的脉象，身体已经没有什么大碍了，大夫和秀才家人才算是放了心。

现在，大多数人都知道，螃蟹不宜和柿子同吃，否则极有可能危及健康。但是，从上面这个例子也可以看出，一旦不小心同吃了两者，也不用太担心，只要症状不是太严重，就可以借助天枢穴来解决。

# 带脉穴

**主治** 月经不调/痛经/带下/腰胁痛

通调气血补肝肾，妇科百病寻带脉

这个穴位之所以称为“带脉”，是因为人体的所有经脉都是纵行的（也就是从头到脚或者是从脚到头），只有这条奇经是横着的，它像一条腰带，把其余的经脉拢在一起，使其不能分开，从而形成了一个更加紧密的经络系统。

**《归属经脉》** 足少阳胆经。

**《主要功效》** 调补带脉，疏通少阳。

**《适用人群》** 宜成年人，儿童不宜使用。

**《适用症状》** 1.经带失调，出现妇科疾病的女性。2.身体容易出现一会儿冷一会儿热、胁肋部疼痛、身体侧面发紧等问题的人，有些人还会同时伴有神经质等精神症状。3.更年期前后的女性，出现气血不足、腰部脂肪堆积、腰痛的女性。

# 标准定位与简易取穴

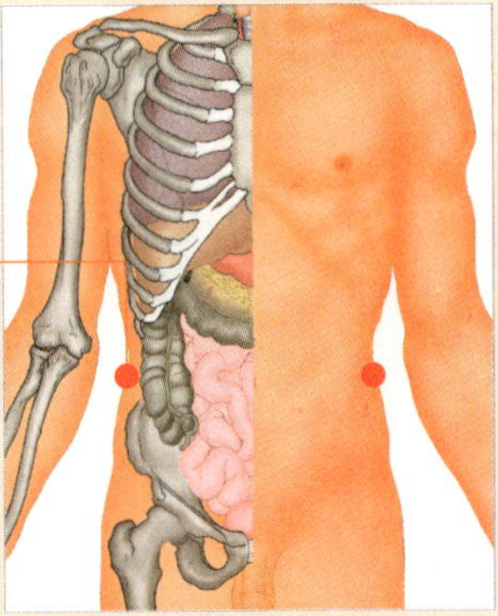

## 标准定位

第11肋骨的尖端之垂线，与肚脐水平线的交点。

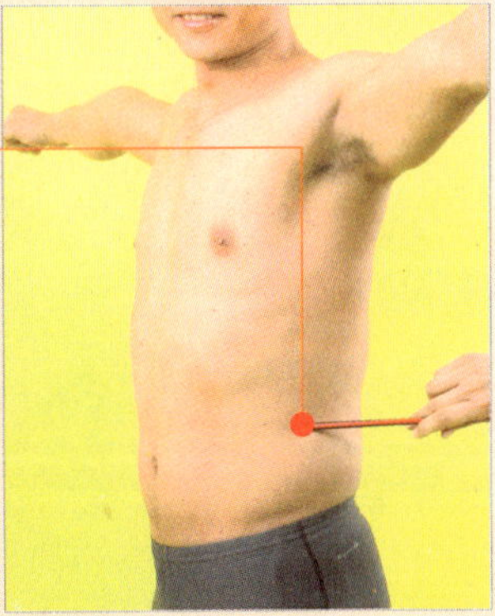

## 简易取穴

取站位，抬起双臂，沿着肋弓向后推，推到推不动的地方就是11肋骨尖端，然后从这一点向下画一条竖线，该线与脐水平线的交点即是。

## 按摩

### 手法

掌推法：把手掌的掌根部放在此穴位皮肤上，手掌和手指离开皮肤，然后在掌根部施加一定的压力，沿着经脉循行的方向，缓慢地在穴位皮肤上进行滑动，力度以受力者能耐受为度。注意：应当单方向反复操作，而不要来回滑动。掌推的方向有两种，一种是纵向，另一种是横向。

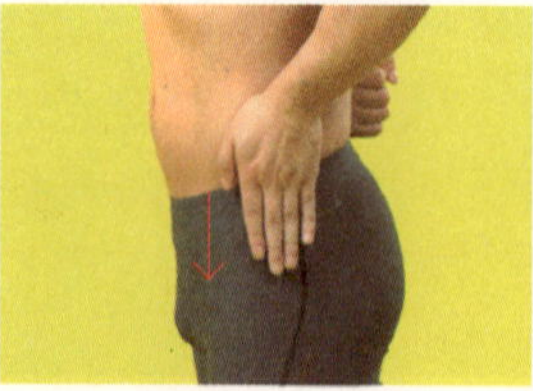

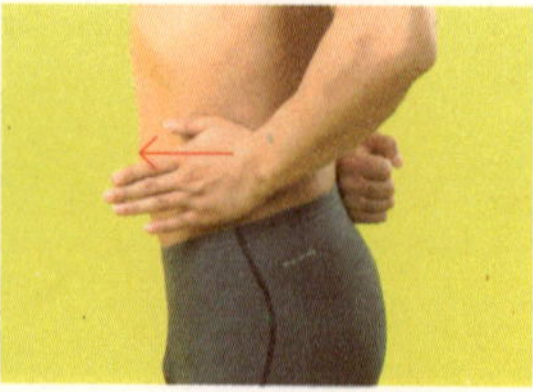

### 操作步骤

按照经脉的走行方向掌推360下或者5分钟。

| 手法 | 时间 | 力度 |
|---|---|---|
| 掌推法 | 5分钟 | 轻柔 |

## 适应证

❶ 纵向推揉带脉穴可以治疗胁肋痛、寒热不调、精神失调等问题。

❷ 横向推揉带脉穴可以治疗各种月经病、带下病和环腰疼痛等典型的带脉病。

## 常用配伍

寒热不调 常配合用阳陵泉穴、外关穴

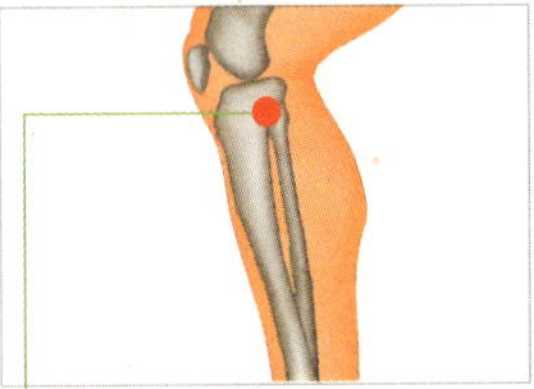

阳陵泉穴：在小腿外侧，腓骨头前下方凹陷处。

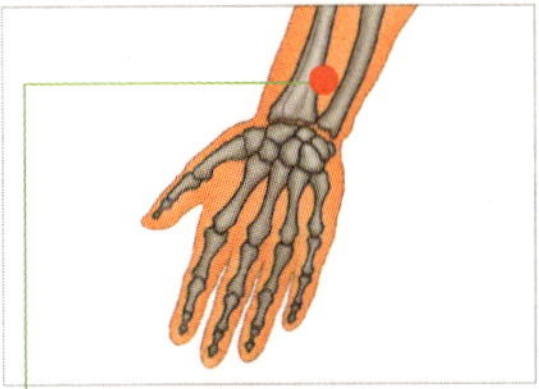

外关穴：在前臂背侧，阳池与肘尖的连线上，腕背侧远端横纹上2寸，尺骨与桡骨之间。

### 挖掘生活中的养生小智慧

胁肋痛者平时应注意调畅心情，同时适当吃一些辛辣的食物也有帮助，此外，一定要多进行户外运动。

## 胁肋痛 常配合用期门穴、京门穴

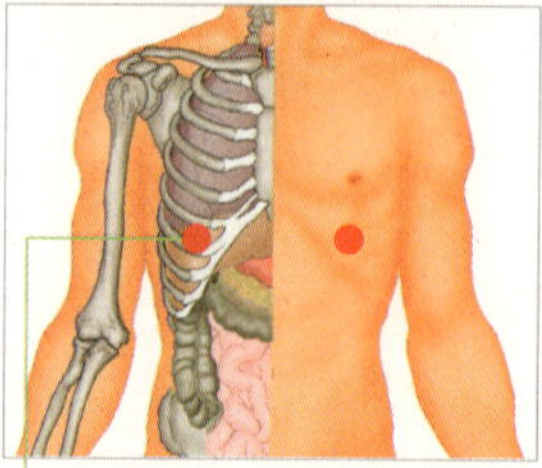

**期门穴：** 在胸部，第6肋间隙，前正中线旁开4寸。

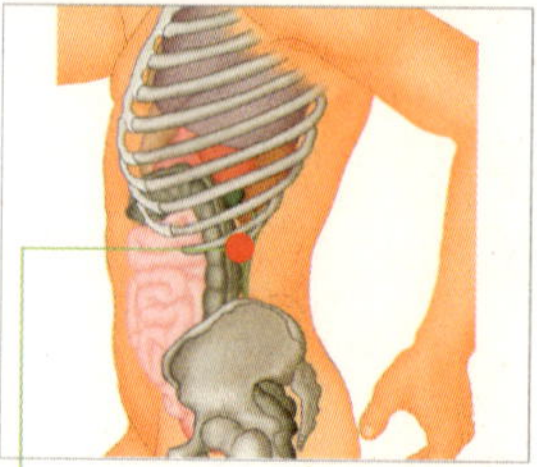

**京门穴：** 在侧腰部，章门穴后1.8寸，第12肋骨游离端的下方。

## 经带异常 常配合用三阴交穴、阴陵泉穴

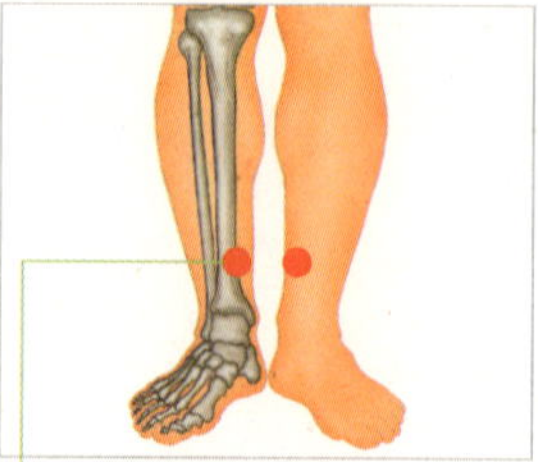

**三阴交穴：** 在小腿内侧，内踝尖上3寸，胫骨内侧缘后方。

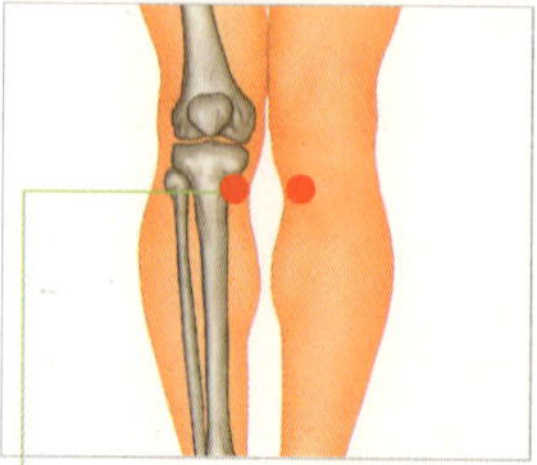

**阴陵泉穴：** 在小腿内侧，胫骨内侧髁下缘与胫骨内侧缘之间的凹陷中。

## 刮痧

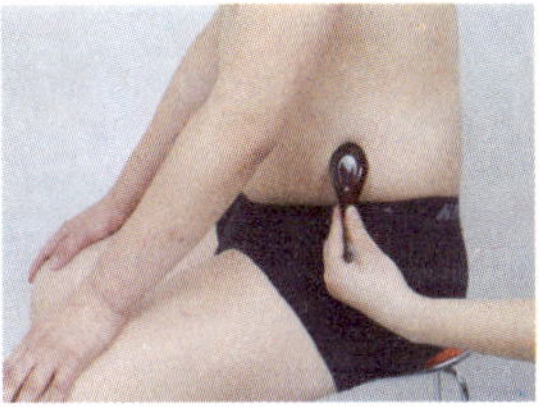

### 操作步骤

在此穴位的皮肤上抹上刮痧油，先用瓷勺（或刮痧板）的一边在带脉上下的膀胱经由上而下地刮拭5～10次，然后用瓷勺在穴位皮肤上做重点刮拭，直至出现痧点或者痧斑为止，最后再用瓷勺的边轻刮两下即可。

| 手法 | 时间 | 力度 |
| --- | --- | --- |
| 边刮法 | 至出现痧点或痧斑为止 | 以能耐受为度 |

### 适应证

带下病。

### 常用配伍

**带下病** 常配合用三阴交穴

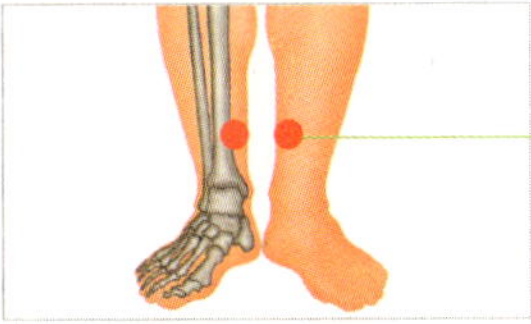

三阴交穴：在小腿内侧，内踝尖上3寸，胫骨内侧缘后方。

# 带脉穴治疗月经不调

相传宋朝时，开封府内有一姓蔡的人家，儿子结婚已经3年了，依然没有子嗣。

一日，蔡公子陪着夫人到庙里上香许愿，临出门的时候跟庙里的方丈打了个照面。

方丈便私下问蔡公子："尊夫人在两年前是否患过一次严重的伤寒？之后是不是一直精神不济，月事也经常不准？"蔡公子点点头，并求方丈想个办法。

方丈沉思了一会儿，开了方子并嘱咐他，方子喝3~5剂，什么时候夫人觉得通体舒畅就停止用药，然后每天用手从上到下揉搓胁肋部365下，如果月事能恢复到正常，就可以有子嗣了。

蔡公子将方丈的话告诉了自己的夫人。

过了1年，夫人果真怀孕了，这是因为中药去除了原发病理因素，然后通过带脉穴刺激带脉和足少阳胆经，起到了固护胎儿的作用。

现代人生活环境复杂，导致身体不健康的因素也多种多样，那么单纯依靠某个穴位能不能解决一些实际的问题呢？

答案是肯定的。

有个叫小雨的女孩，刚工作的时候非常瘦，但现在胖得像棉花糖。

原来，她因跟老板吵架，一怒之下辞了职，但正好赶上经济危机，她压力很大。慢慢地，她发现月经量越来越少，接着就胖起来了。

于是朋友建议她针灸治疗，顺便吃一点儿中药。

小雨刚治疗了1周，由于外地有个工作机会，便请求医生教给她一个简单、快速的方法，医生让她每天坚持从胁肋部向肚脐方向推揉带脉，有空就做，不拘次数。

之后小雨坚持了半年，月经不调的情况改善了很多，身材也变苗条了。

# 肺俞穴

主治
老年慢性支气管炎/老年性哮喘

止咳平喘祛肺热，
肺脏诸病靠肺俞

“俞”是“腧”的简化字，也就是输送、输注的意思。这个穴位能够通彻整个肺气，治疗与肺脏有关的所有病症，所以命名为肺俞。

**归属经脉** 足太阳膀胱经。

**主要功效** 清泄肺热，祛风解表，止咳平喘。

**适用人群** 1.儿童适合使用刮痧和敷贴疗法。2.中青年人适合使用刮痧、拔罐和敷贴疗法。3.老年人适合使用敷贴和艾灸疗法。

**适用症状** 1.身型壮实、不轻易感冒者适合在肺俞穴刮痧。2.各种慢性的顽固性呼吸系统疾病适合在此穴位上敷贴。

# 标准定位与简易取穴

## 标准定位

在背部，第3胸椎棘突下，后正中线旁开1.5寸。

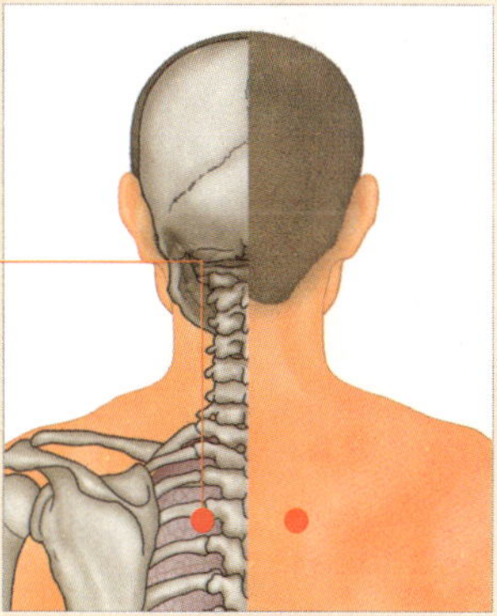

## 简易取穴

大椎穴向下数的第3节椎体下画一条横线，再在后正中线和肩胛骨内侧缘的中点画一条竖线，两条线的交点就是肺俞穴。

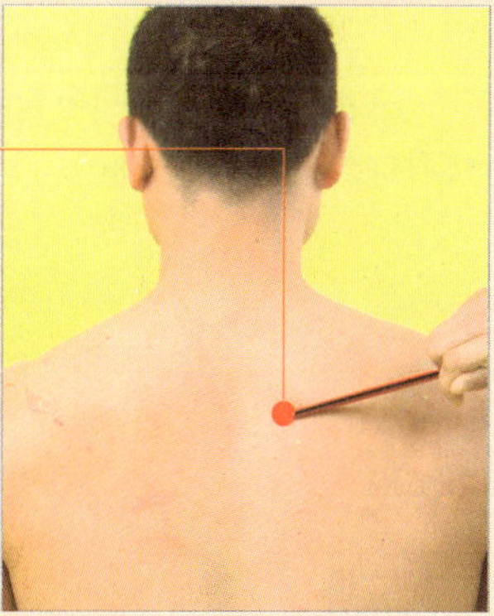

## 拔罐

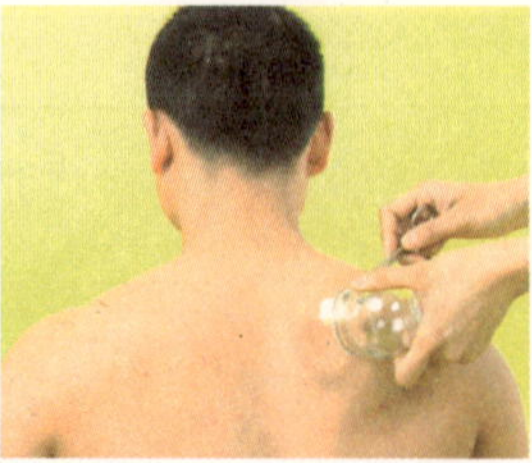

### 手法

可采用留罐法，右手用镊子夹住棉球，蘸取95%酒精，然后点燃棉球。左手持玻璃罐，右手将棉球放进罐中，燃烧5秒左右，将棉球取出，迅速将火罐放在肺俞穴的皮肤上即可。

### 操作步骤

按照留罐法的操作方法将火罐分别拔在两侧的肺俞穴上即可。

| 手法 | 时间 | 力度 |
| --- | --- | --- |
| 留罐法 | 5～10分钟左右 | 以被拔罐者能耐受为度 |

### 适应证

怕冷、鼻塞、流鼻涕、咽痛、头痛、头部紧绷感等外感症状。

## 常用配伍

### 咽痛 常配合用心俞穴

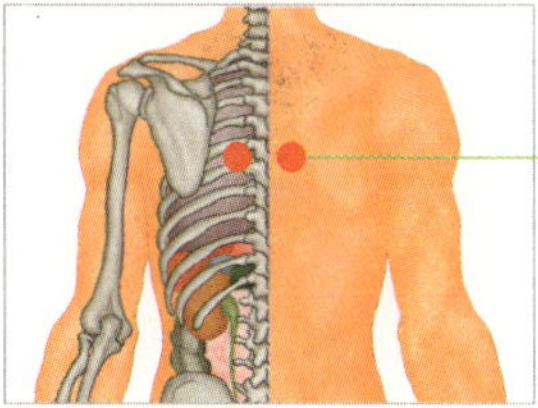

心俞穴：在背部，第5胸椎棘突下，后正中线旁开1.5寸。

### 头痛、头紧 常配合用太阳穴

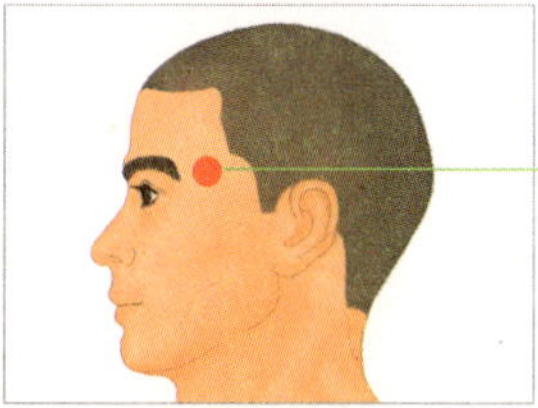

太阳穴：眉梢与外眼角之间向后约1寸处的凹陷中。

### 怕冷、鼻塞 常配合用风门穴

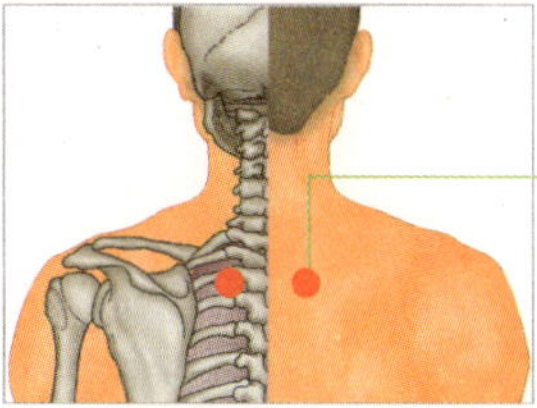

风门穴：在背部，第2胸椎棘突下，后正中线旁开1.5寸。

# 刮痧

## 操作步骤

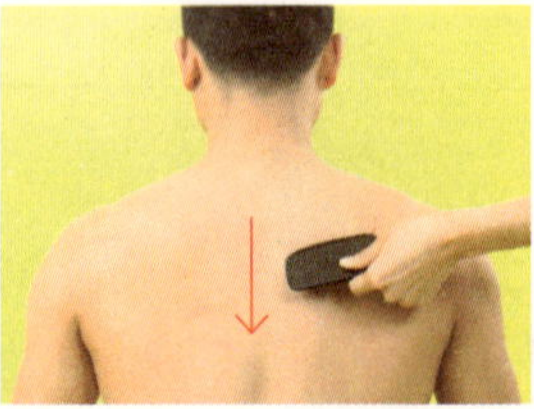

在肺俞穴的皮肤上抹上刮痧油，先用刮痧板的一边在肺俞穴上下的膀胱经由上而下地刮拭5～10下，然后用刮痧板的一角在穴位皮肤上做重点刮拭，直至出现痧点或者痧斑为止，最后再用刮痧板的边轻刮两下即可。

| 手法 | 时间 | 力度 |
| --- | --- | --- |
| 角刮法 | 至出现痧点或痧斑为止（儿童只要刮到穴位皮肤变红即可） | 以能耐受为度 |

## 适应证

❶ 咳嗽（伴有咳吐黄色黏稠痰液）、发热、喘声粗重等肺热的症状。

❷ 肝火旺盛、目赤肿痛、内热、上火、生口疮、感冒等。

## 常用配伍

**发热** 常配合用大椎穴

**咳嗽、有黄痰** 常配合用尺泽穴

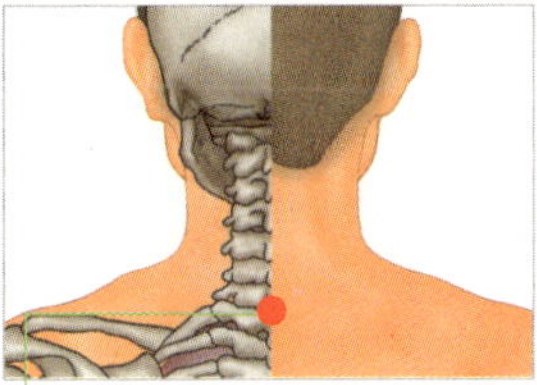

大椎穴：在后正中线上，第7颈椎棘突下凹陷中。

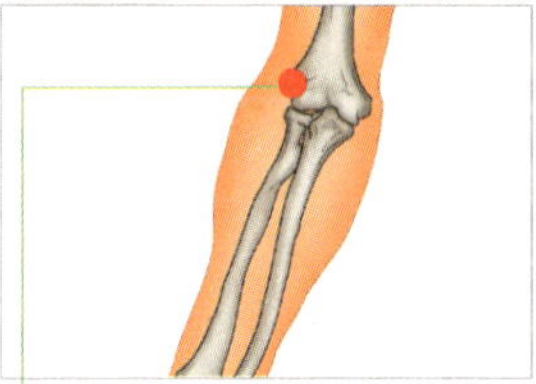

尺泽穴：在肘区，肘横纹上，肱二头肌腱桡侧缘凹陷中。

# 敷贴

## 药材组成

白芥子适量。

## 操作步骤

将白芥子研成细粉，每次取5克，加少许面粉，用生姜汁调成糊状，涂在方形的

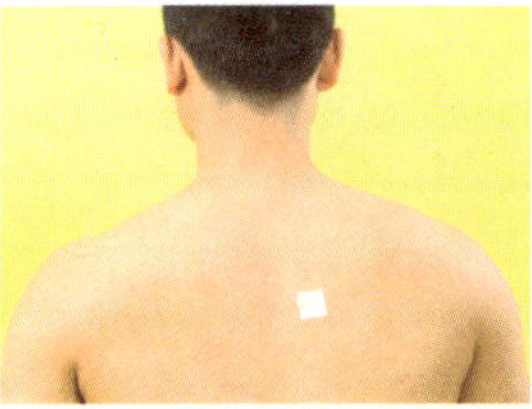

医用胶布中心，使药物对准肺俞穴皮肤，将胶布固定在穴位上即可。每次敷贴时间为8～24小时，如果敷贴过程中皮肤有刺痒的感觉，应当立刻取下胶布，并及时清洗皮肤表面。

| 手法 | 时间 |
| --- | --- |
| 敷贴 | 8～24小时 |

## 适应证

老年慢性支气管炎、哮喘、过敏性鼻炎等各种慢性的呼吸系统疾病。

## 常用配伍

哮喘 常配合用天突穴

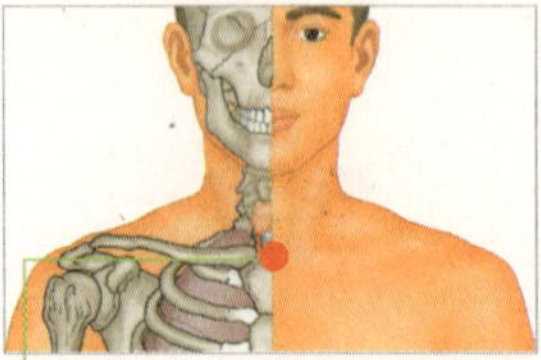

天突穴：在颈部，前正中线上，胸骨上窝中央。

过敏性鼻炎 常配合用风门穴

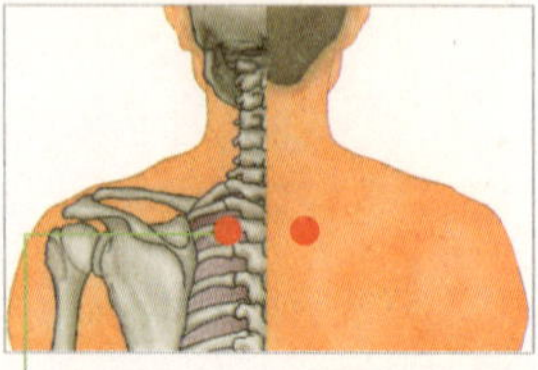

风门穴：在背部，第2胸椎棘突下，正中线旁开1.5寸。

# 肺俞穴治胸闷

宋代医家王执中的弟弟去爬山，途中遇上了大雨，给淋感冒了。回到家里换了湿衣服，喝了姜汤。一晚上过去了，他的病不但没有什么起色，反而加重了很多，不仅有伤风的症状，最难受的就是胸闷，胸口憋胀得难受，几乎喘不过气来，而且情绪异常，看见家人就莫名其妙地难过，一副欲哭的样子。

王执中看他的情形，以为他是心里难过，所以就在他的百会穴上进行了针刺，但是，针后很久并没有好转的迹象。王执中又仔细想了想，觉得极有可能与肺有关系，于是就用手在弟弟的肺俞穴上按了两下。他的弟弟后来描述说，被按的那两下就像用针扎那么痛。这样，他又在弟弟的肺俞穴上扎了两针火针。过了一会儿，弟弟就有精神了，症状也都消失了。

# 心俞穴

主治 抑郁症/胸闷/癫痫/盗汗

逐瘀散结补心阳，安神定志找心俞

这个穴位位于督脉的神道穴旁边，而“心主神”，是心输注在体表的部位，所以命名为心俞。一方面，它位于心脏的附近，能够治疗与心脏有关的疾病；另一方面，正是由于它位于神道的两旁，所以也能治疗各种神志病症。

**归属经脉** 足太阳膀胱经。

**主要功效** 安神定志，疏通心脉，通阳散结。

**适用人群** 1.中青年人比较适合在心俞穴使用穴位按摩的方法。2.老年人的生理特点决定了他们比较适合在这个穴位使用穴位敷贴的方法。

**适用症状** 1.适合在心俞穴按摩的人--般心理脆弱，承受能力差，时常唉声叹气、发火抱怨。2.适合在心俞穴进行穴位敷贴的人主要是心脏有问题。

# 标准定位与简易取穴

## 标准定位

在背部，第5胸椎棘突下，后正中线旁开1.5寸。

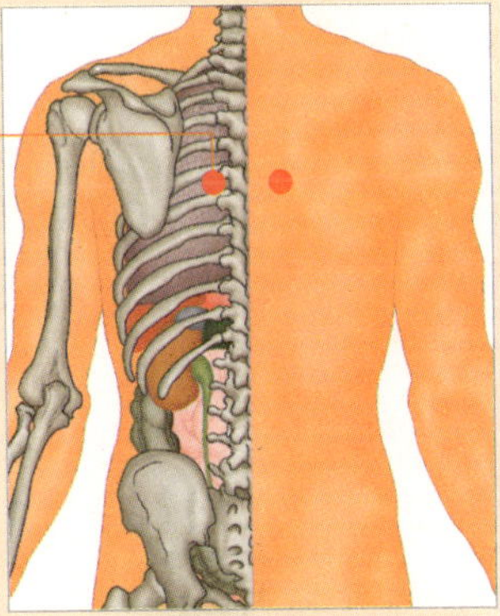

## 简易取穴

从两个肩胛骨下缘的连线和脊柱的交点向上数两节椎体，然后在这节椎体下画一条横线，再在后正中线与肩胛骨内侧缘的中点画一条竖线，两条线的交点就是这个穴。

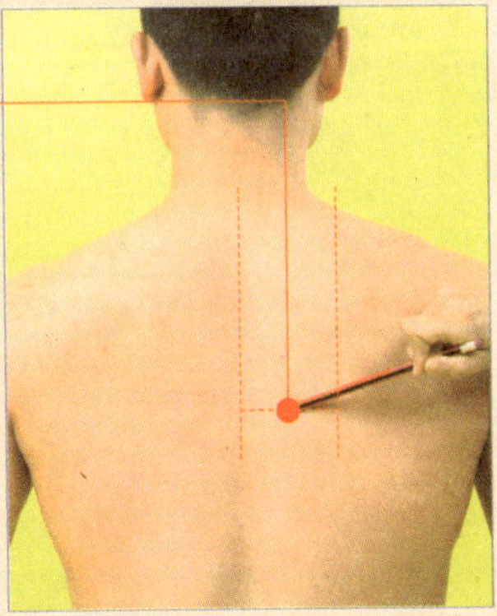

## 经典实用养生法

### 按摩

#### 手法①

大鱼际揉法：将左手大鱼际放在心俞穴上，以大鱼际为着力点，由肩、肘、腕带动，做一左一右的摆动。

#### 手法②

按揉法：将左手食、中两指并拢，以指腹放于心俞穴上，然后垂直用力，带动穴位皮肤做顺时针的环形运动。

#### 手法③

点法：把左手中指的指腹放在心俞穴上，然后用手腕发力，缓缓地在穴位上进行点按，力度要由小到大，以受力者能耐受为度。

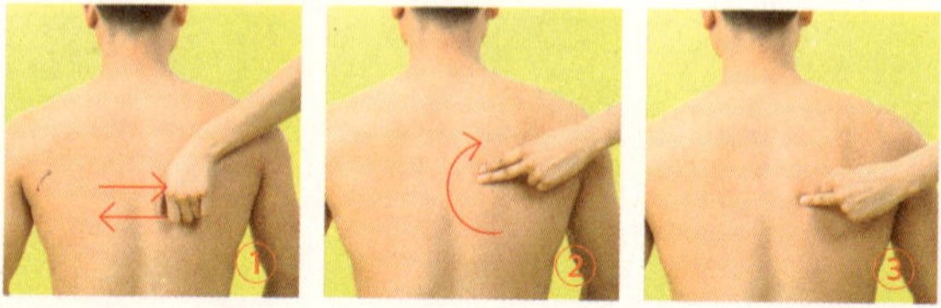

## 操作步骤

有精神、情绪问题时，先用大鱼际揉法在心俞穴上揉3分钟，再用按揉法按揉5分钟，最后用大鱼际揉法放松半分钟即可；胸部气滞时，先用大鱼际揉法揉3～5分钟，再用点法点按10分钟，最后用大鱼际揉法放松半分钟即可。

| 针对症状 | 手法 | 时间 | 力度 |
| --- | --- | --- | --- |
| 针对精神、情绪问题 | 1.大鱼际揉法<br>2.按揉法 | 10分钟左右 | 手法要轻 |
| 针对胸部气滞问题 | 1.大鱼际揉法<br>2.点法 | 20分钟左右 | 手法要重 |

## 适应证

烦躁、健忘等情绪问题以及胸闷等症状。

## 常用配伍

健忘 常配合用四神聪穴

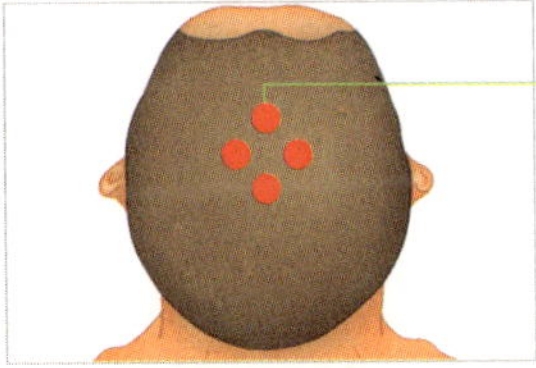

四神聪穴：在头顶部，百会穴前后左右各1寸，共4穴。

# 敷贴

## 药材组成

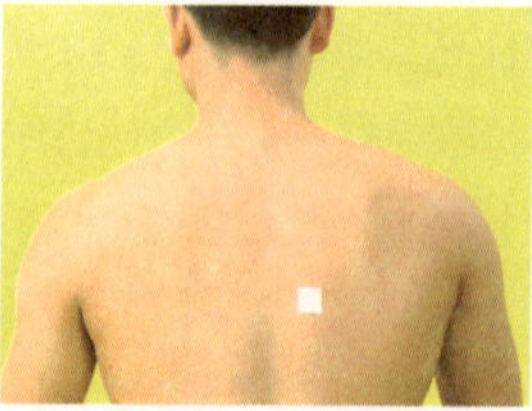

◎针对心阳不足者：

瓜蒌、桂枝各20克，薤白15克。

◎针对心脉瘀阻者：

桃仁、红花、柴胡、地龙、当归各10克，川芎20克，赤芍15克。

## 操作步骤

将上述两组药材分别研成细粉，每次取10克，加少许面粉，用白酒调成糊状，涂在方形医用胶布中心，让药物对准心俞穴皮肤，将胶布固定在穴位上即可。针对心阳不足者敷贴时间为4～8小时；针对心脉瘀阻者敷贴时间为8～12小时。敷贴期间如果皮肤有刺痒的感觉，应当立刻取下，并清洗皮肤表面。

| 针对症状 | 时间 |
| --- | --- |
| 针对心阳不足者 | 4～8小时 |
| 针对心脉瘀阻者 | 8～12小时 |

## 适应证

❶ 心阳不足引起的心前区绞榨样疼痛，伴有手脚冰凉、颜色发青、面色苍白、呼吸困难等。

❷ 心脉瘀阻引起的心前区并经常放射到左肩胛的针刺样疼痛，伴有冷汗、面色等问题。

## 常用配伍

**心阳不足** 常配合用至阳穴、巨阙穴

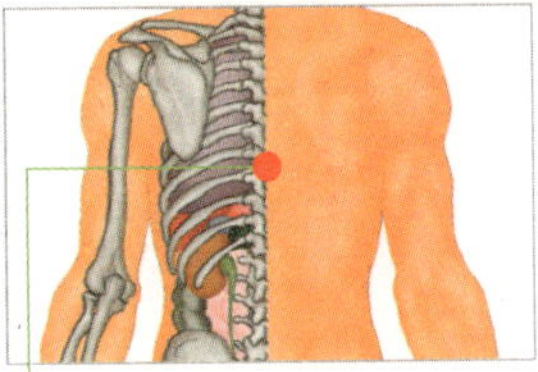

至阳穴：在背部，后正中线上，第7胸椎棘突下凹陷中。

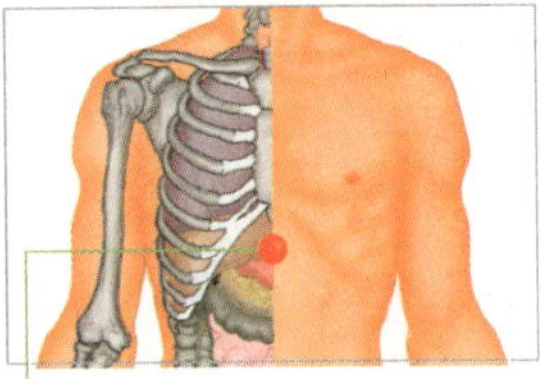

巨阙穴：在上腹部正中线上，脐中上6寸。

### 挖掘生活中的养生小智慧

有心脉瘀阻症状的患者平时可适当饮用白酒或者红酒以帮助气血运行；少吃过冷食品；避免剧烈的情绪波动；随身携带速效救心丸。

# 心俞穴扎针治疗神志不清

相传北宋年间，有一位驻守边关的陈姓将军，为人耿直，刚正不阿，因为不畏权势，揭发了当朝宰相收受贿赂、私通敌国的罪行而被判革职抄家，全家发配。消息传来，他心中十分悲愤，突然觉得天旋地转，一下子就不省人事了。家人十分害怕，赶紧请人医治。大夫来了之后，给陈将军在水沟穴处扎了一针。虽然陈将军醒过来了，但一直眼神呆滞，表情淡漠，默不做声，对外界的人和事没有任何反应。

后来家人把陈将军托付给了附近寺庙里的住持，住持略通医术，每天除了按时照顾陈将军的起居外，还给他做点针灸，以帮助其恢复神志，但是始终是效果甚微。这天，寺中来了一位香客，经过庭院时看到了正在外面透气的陈将军，香客对住持说，他可以试着治一治陈将军的病。

看过陈将军的情况后，这位香客拿出一枚很粗的三棱针，在陈将军的两个心俞穴分别扎了一针，并放出了大量紫黑色的血。之后，就听陈将军长长地出了一口气，然后又没有反应了。隔了2天，这个人又来了，还是用了同样的方法，只是这次放出的血颜色略微有一点红了。大概半个时辰后，只听陈将军说了一个字“冤”。

又过了2天，香客再次用同样的方法，这次血的颜色比上一次更加红了一些。放完血之后，陈将军开始号啕大哭，哭了很久很久，直到慢慢睡过去了。这时候，那位香客对住持说，他能做的都已经做了，以后住持就可以按照他这样的方法，每天给陈将军扎针，并让他多干点体力活，多下下棋、念念经、参参禅，3个月后就可以恢复了。住持就按照这位香客交代的方法慢慢给陈将军调理着。

1个多月后，陈将军的身体就恢复得差不多了。由于住在寺中的日子久了，慢慢地他也看破了很多事情，最终选择剃度，留在了寺里，直到圆寂。

# 脾俞穴

**主治** 消化不良/呕吐/水肿

健脾和胃化水湿，经脉阻滞靠脾俞

这个穴位与内部的脾脏相对应，是脾脏在体表的俞穴，所以命名为“脾俞”。凡是有关于脾脏的病痛，都可用这个穴位来调理。如果从中药的角度来看，脾俞这个穴位基本上相当于白术的作用，是健脾的大穴。

**《归属经脉》** 足太阳膀胱经。

**《主要功效》** 健脾和胃，运化水湿，疏通经络。

**《适用人群》** 适合各个年龄段的人，婴幼儿和老年人更适合按摩的方法。

**《适用症状》** 1.脾胃虚弱的人可以使用按摩、艾灸的方法。2.水湿内停、痰饮内生者。3.皮下出血，如紫癜、牙龈出血、鼻出血等。4.经脉不畅而导致腰背疼痛、酸重者，适合用按摩的方法。

# 标准定位与简易取穴

## 标准定位

在背部，第 11 胸椎棘突下，后正中线旁开 1.5 寸。

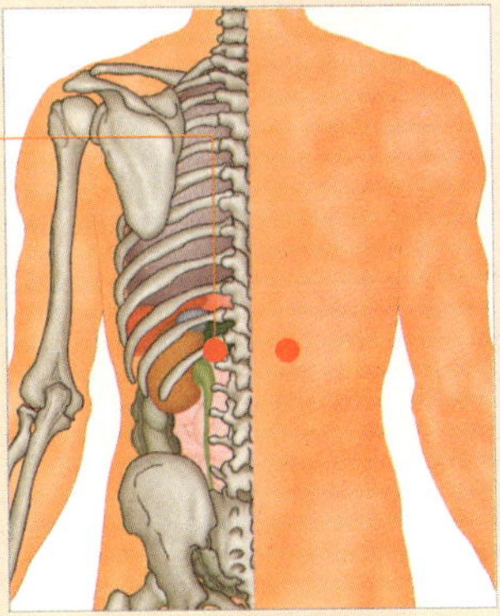

## 简易取穴

取坐位，两肩胛骨下角水平线与脊柱相交所在的椎体为第 7 胸椎，向下数 4 个椎体（第 11 胸椎），引一垂线，再从肩胛骨内侧缘引一垂线，两条垂线之间距离的中点处，按压有酸胀感。

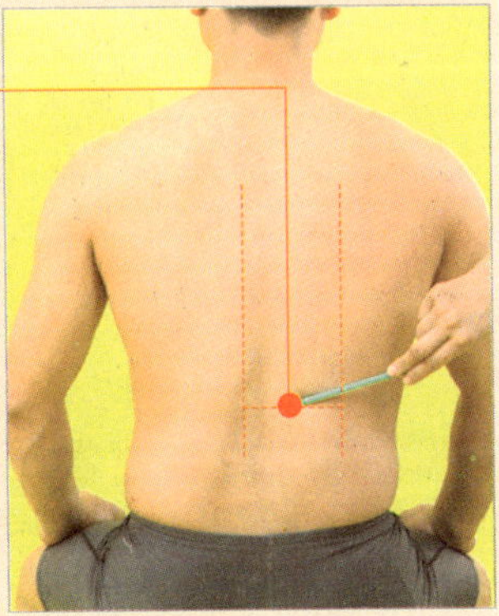

## 经典实用养生法

### 按摩

#### 手法❶

按揉法：将食指和中指的指腹同时放在脾俞穴上，然后稍稍用力垂直压向穴位皮肤，再带动皮肤做缓慢的环形运动，以穴位有微微酸胀感为度。

#### 手法❷

点法：以中指指腹为着力点，中指伸直，手腕发力，以垂直的方向缓慢地在脾俞穴上点按，以穴位有酸胀感为度。

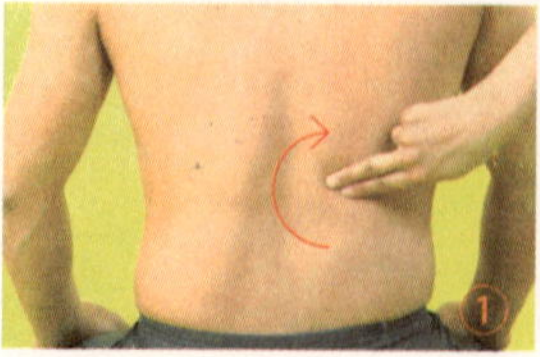


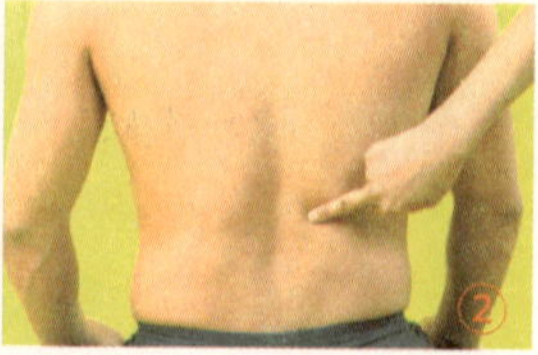


#### 操作步骤

先用按揉法在脾俞穴上按揉1～2分钟，之后再用点法在穴位上点按30下左右，最后用按揉法在穴位上放松半分钟即可。

| 手 法 | 时 间 | 力 度 |
|---|---|---|
| 1.按揉法<br>2.点法 | 5分钟左右 | 稍用力 |

## 适应证

❶ 脾胃虚弱引起的消化不良、食欲缺乏、腹胀、腹泻等胃肠道疾患。

❷ 脾失运化引起的水肿、咳痰、头昏身重、小便不利、大便稀溏等疾病。

❸ 腰背部酸痛。

❹ 黄疸、呕吐。

## 常用配伍

消化系统疾病 常配合用胃俞穴、足三里穴

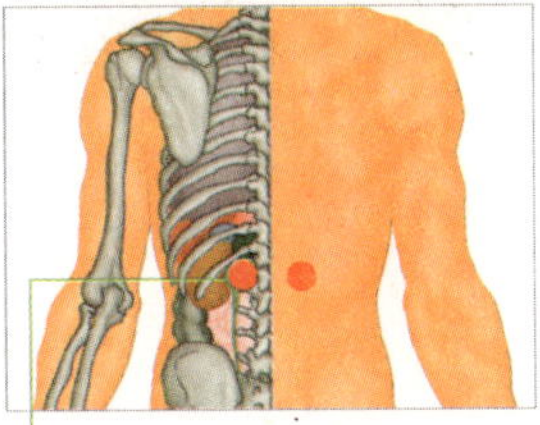

胃俞穴：在背部，第12胸椎棘突下，后正中线旁开1.5寸。

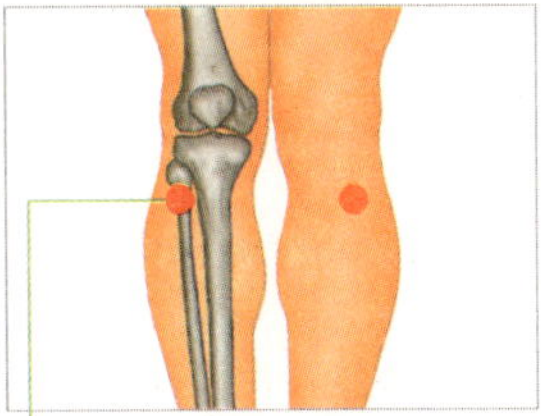

足三里穴：在小腿外侧，犊鼻穴下3寸，犊鼻穴与解溪穴连线上。

**痰饮、水湿内停诸症** 常配合用丰隆穴、阴陵泉穴

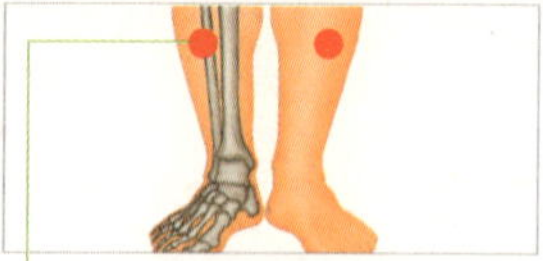

丰隆穴：在小腿外侧，外踝尖上8寸，胫骨前肌前缘约2横指（中指）处。

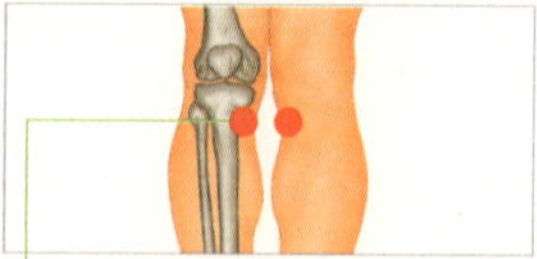

阴陵泉穴：在小腿内侧，胫骨内侧髁下缘与胫骨内侧缘之间的凹陷中。

## 艾灸

### 手法

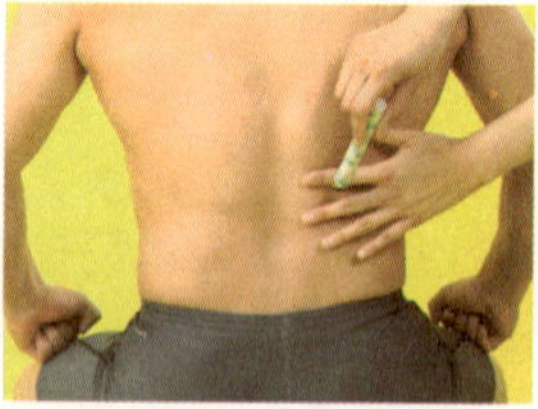

艾条温和灸：将艾条的一端点燃，对准脾俞穴，距离皮肤2～3厘米进行熏灸，使被艾灸者有温热感而没有灼痛感为宜。进行操作的人应当把食指和中指分开，放在脾俞穴的两侧，这样可通过自己手指的感觉来感知被艾灸者的受热程度，防止烫伤。

### 操作步骤

用艾条温和灸的方法在脾俞穴上熏灸15～20分

钟，或者以患者感到温热舒服为度。注意：在艾灸过程中要及时将灰掸落，并且不要用嘴吹艾条，要让其自然燃烧。

| 手法 | 时间 | 温度 |
| --- | --- | --- |
| 艾条温和灸 | 15～20分钟 | 以温热舒服为度 |

## 适应证

❶ 脾胃虚弱引起的消化不良、食欲缺乏、腹胀、腹泻等胃肠道疾患。

❷ 脾失运化引起的水肿、咳痰、头昏身重、小便不利、大便稀溏等疾病。

❸ 脾不统血引起的紫癜、牙龈出血、鼻出血、功能失调性子宫出血等。

## 常用配伍

**水湿内停** 常配合用阴陵泉穴

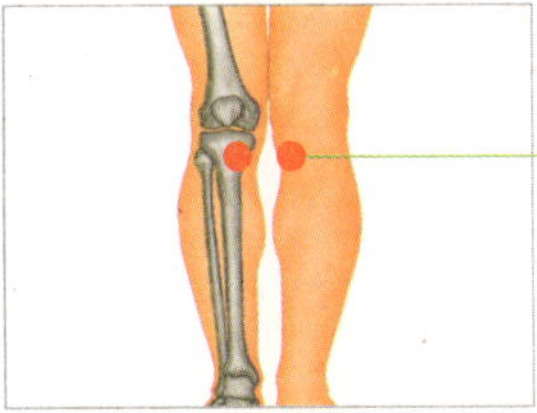

阴陵泉穴：在小腿内侧，胫骨内侧髁下缘与胫骨内侧缘之间的凹陷中。

## 消化系统疾病 常配合用足三里穴、中脘穴

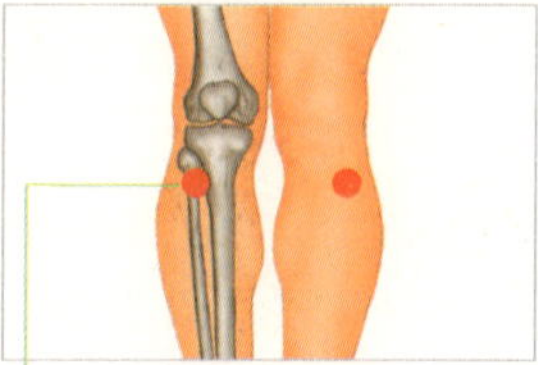

足三里穴：在小腿外侧，犊鼻穴下3寸，犊鼻穴与解溪穴连线上。

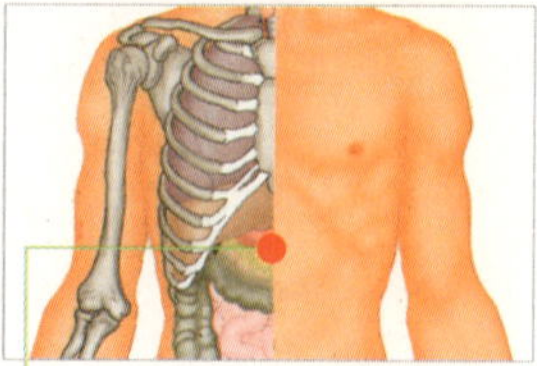

中脘穴：在上腹部正中线上，脐中上4寸。

## 出血 常配合用隐白穴

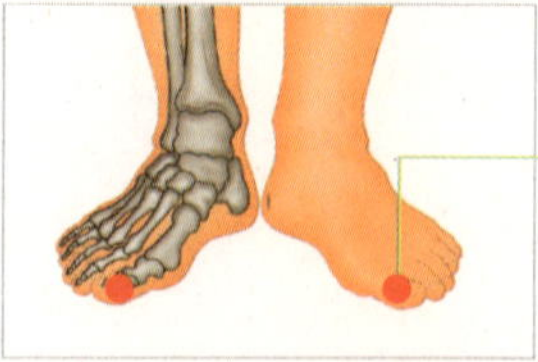

隐白穴：在足趾，大趾末节内侧，趾甲根角侧后方0.1寸（指寸）。

### 挖掘生活中的养生小智慧

1. 胃不适者忌辛辣、油腻、生冷、腥膻食物，以清淡饮食为主，粥及面食是最佳选择。
2. 水湿内停者平时应当多参加户外运动，多晒太阳，对气血运行有很大帮助。

## 脾俞穴扎针治脾虚

一位家长带着她2岁的儿子去看中医。家长说，这个孩子从断奶开始消化就不太好，也不爱吃东西，每次吃饭一定得哄着逼着才能吃，可好不容易挑挑剔剔地吃了点儿，用不了多久就全排出来了，大便经常像蛋花儿似的。这个孩子看上去面黄肌瘦的，特别爱哭闹，而且经常感冒。

医生听了家长的描述，再看看小家伙的舌脉和面色，断定这孩子脾虚。于是医生边哄着他，边在他的脾俞穴上做按摩，揉了大概15分钟，又揉了揉他小腿上的足三里穴，然后告诉家长，每天照着这个方法，给孩子揉几下。如果遇到孩子拉肚子，就用艾条在孩子的脾俞穴上灸10分钟。 过了不到1个月，这个孩子吃饭就不那么困难了，能够安静地坐着吃，大便也不那么稀了。

# 肝俞穴

主治　乳房胀痛/月经不调/痛经

心情舒畅眼睛亮，
肝病风动肝俞消

这个穴位位于膈肌的下方，与内部的肝脏相对应，所以命名为肝俞。一方面，它与肝脏关系密切，所有肝脏的病症都在它的主治范围内；另一方面，与肝脏有关的所有其他问题，如情绪问题、眼睛疾病等也都可以通过肝俞这个穴位来解决。

《归属经脉》足太阳膀胱经。

《主要功效》疏肝理气，清肝泻火，明目息风。

《适用人群》按摩肝俞穴适合各个年龄段的人。

《适用症状》1.容易生气，经常眉头紧皱、唉声叹气、胁肋胀痛，女性则会出现乳房胀痛、痛经、经行头痛等症状，这些人适合在肝俞穴按摩。2.目赤肿痛、头顶胀痛的人适合在肝俞穴刺络、拔罐。

## 标准定位与简易取穴

### 标准定位

在背部，第9胸椎棘突下，后正中线旁开1.5寸。

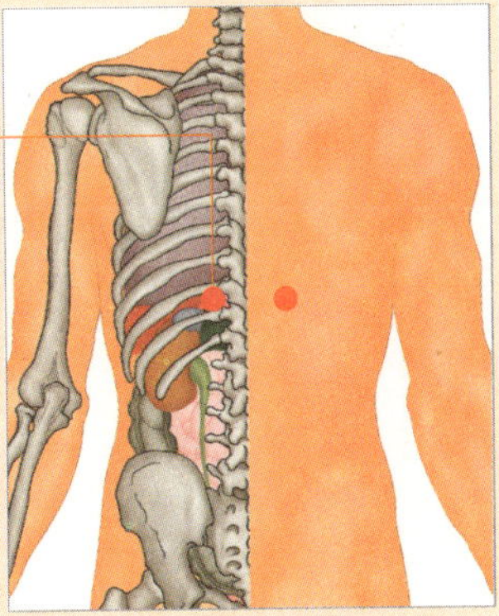

### 简易取穴

从两个肩胛骨下缘的连线和脊柱的交点向下数2节椎体，然后在这节椎体下旁开2横指即是。

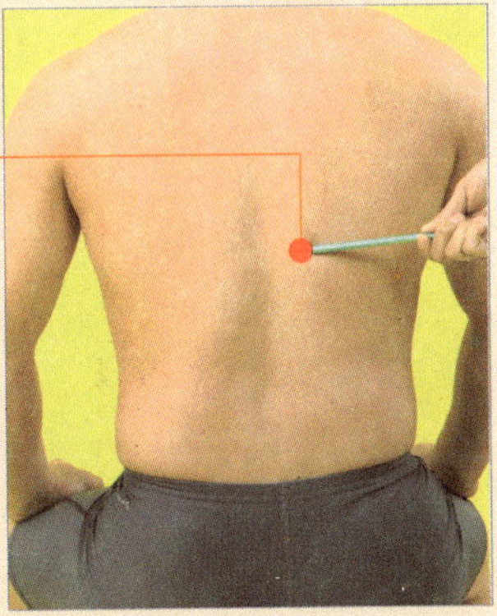

## 《经典实用养生法》

### 按摩

#### 手法①

大鱼际揉法：将左手大鱼际放在肝俞穴上，以大鱼际为着力点，由肩、肘、腕带动，做一左一右的摆动，以穴位有明显的酸胀感为度。

#### 手法②

按揉法：将左手的食、中指并拢，以指腹放在肝俞穴上，然后垂直施力，带动穴位皮肤做顺时针的环形运动，运动时要缓慢，以被按摩者有明显酸胀感为度。

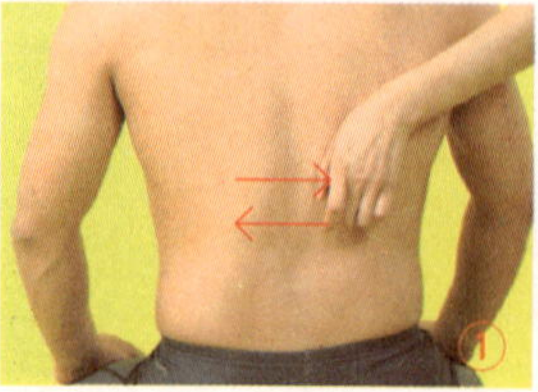


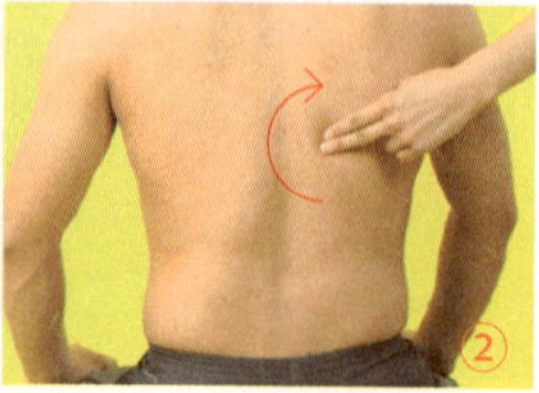


#### 操作步骤

先用大鱼际揉法在肝俞穴上揉3分钟，然后

再用按揉法在穴位上轻轻地按揉5分钟左右，最后用大鱼际揉法放松半分钟即可。

| 手 法 | 时 间 | 力 度 |
|---|---|---|
| 1.大鱼际揉法<br>2.按揉法 | 10分钟左右 | 轻柔 |

## 适应证

肝郁气滞引起的胁肋疼痛，目胀，头晕，胸部憋闷，女性乳房胀痛、月经不调、痛经等问题。

## 常用配伍

**目胀、头晕** 常配合用太阳穴、风池穴

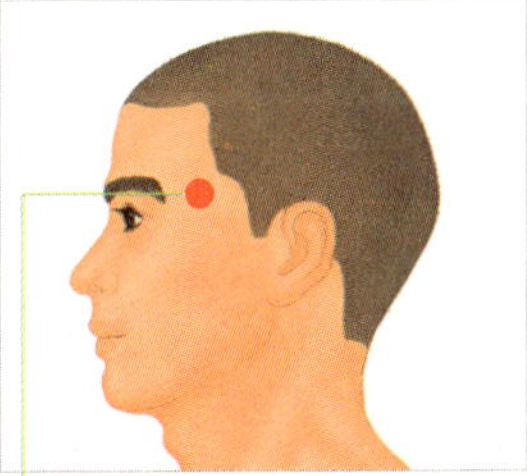

太阳穴：眉梢与外眼角之间向后约1寸处的凹陷中。

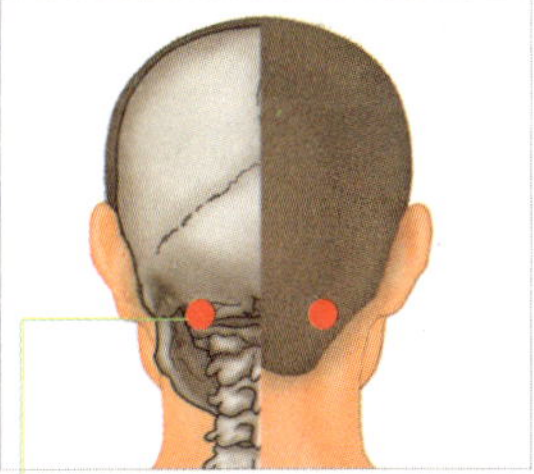

风池穴：在颈后区，枕骨之下，胸锁乳突肌上端与斜方肌上端之间的凹陷中。

**胁肋疼痛、胸部憋闷** 常配合用期门穴、膻中穴

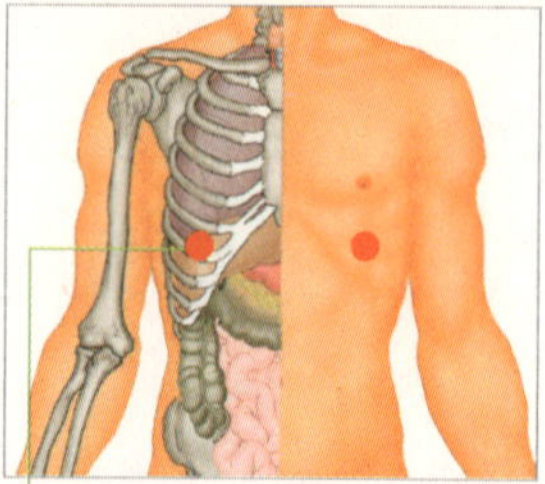

**期门穴：**在胸部，第6肋间隙，前正中线旁开4寸。

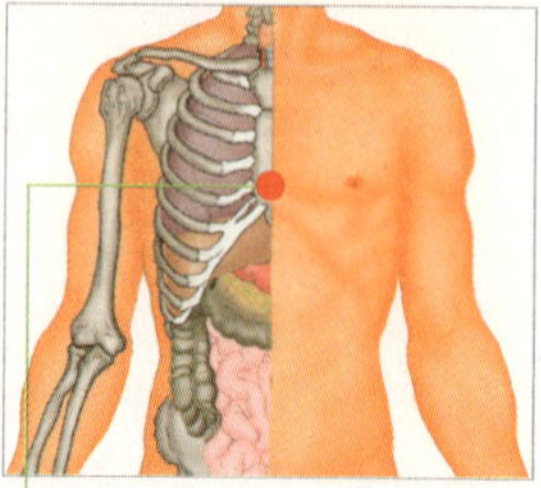

**膻中穴：**在胸部正中线上，平第4肋间，两乳头连线的中点。

## 刺络、拔罐

### 操作步骤

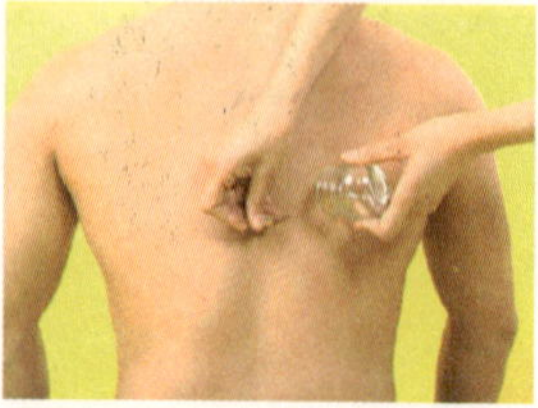

穴位皮肤常规消毒后，左手捏住此穴位的皮肤，右手持三棱针对准肝俞穴迅速刺入0.3厘米左右立即出针，此为刺1个点，共刺3~5个点即可。然后点燃蘸有浓度为95%酒精的棉球，将棉球放进玻璃罐内，停顿1~2秒。待罐中空气烧完，取出棉

球将罐放在穴位上即可，施术者力度要轻柔。

| 手法 | 出血量 | 力度 |
| --- | --- | --- |
| 1.点刺法<br>2.拔罐法 | 视个人情况而定，一般出血量为小号罐的1/4～1/2 | 轻柔 |

## 适应证

肝火上炎引起的眼红、眼痛、眼部发炎、头顶疼痛以及肝炎、黄疸、胆囊炎、眩晕等急性症状。

## 常用配伍

**肝炎、黄疸** 常配合用胆俞穴

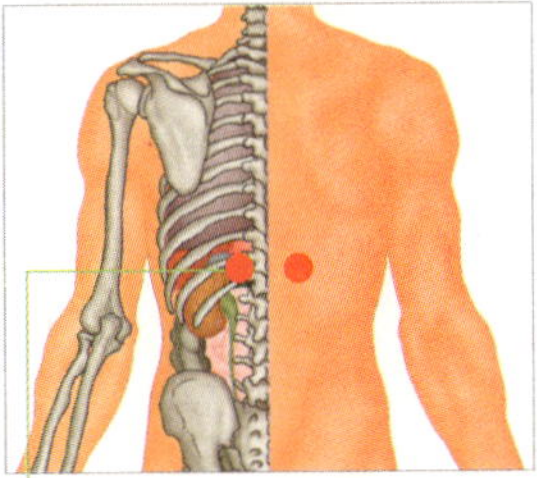

胆俞穴：在背部，第10胸椎棘突下，后正中线旁开1.5寸。

**目赤** 常配合用太阳穴

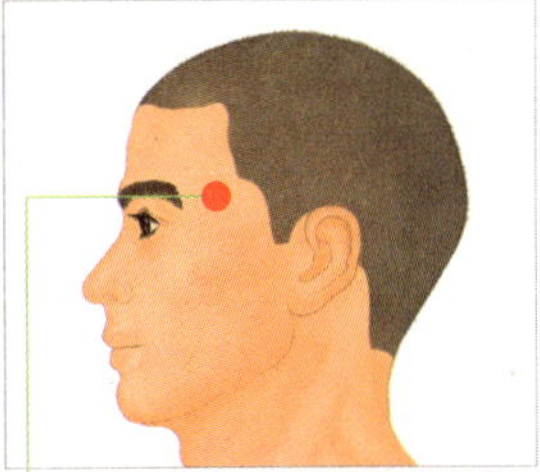

太阳穴：眉梢与外眼角之间向后约1寸处的凹陷中。

# 肾俞穴

**主治** 失眠/尿频/闭经/健忘

补肾强腰利水湿，阴阳双调益发肤

这个穴位位于督脉的“命门”两侧，中医认为，命门之火正好位于两肾之间；另外，这个穴位所在的位置也正好与两肾的位置相对应，所以，无论从理论还是实际上来讲，这个穴位都与肾有着密切联系，所以命名为“肾俞”。

**《归属经脉》** 足太阳膀胱经。

**《主要功效》** 交通心肾，温补肾阳，滋补肾阴。

**《适用人群》** 1.中老年人以艾灸为主，可以配合按摩和穴位敷贴。2.年轻人在劳动强度比较大时，可以敷贴此穴。

**《适用症状》** 1.上热下寒者适合按摩。2.全身怕冷、面色苍白者适合艾灸。3.干瘦，伴有头晕、耳鸣者，适合敷贴。

# 标准定位与简易取穴

## 标准定位

在腰部，第 2 腰椎棘突下，后正中线旁开 1.5 寸。

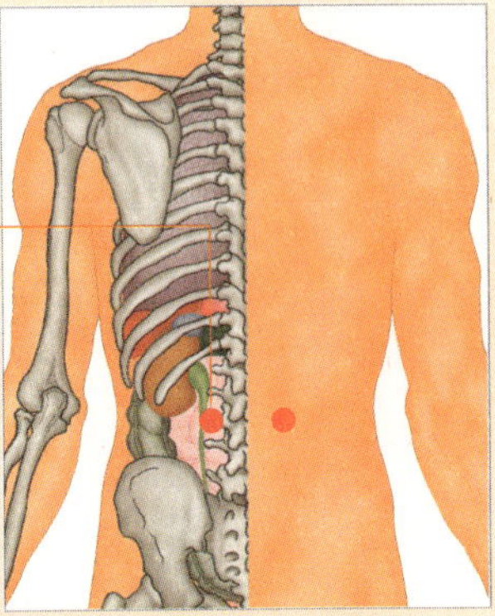

## 简易取穴

从两侧髋骨最高点的连线和脊柱的交点向上数2节椎体，旁开2横指即是。

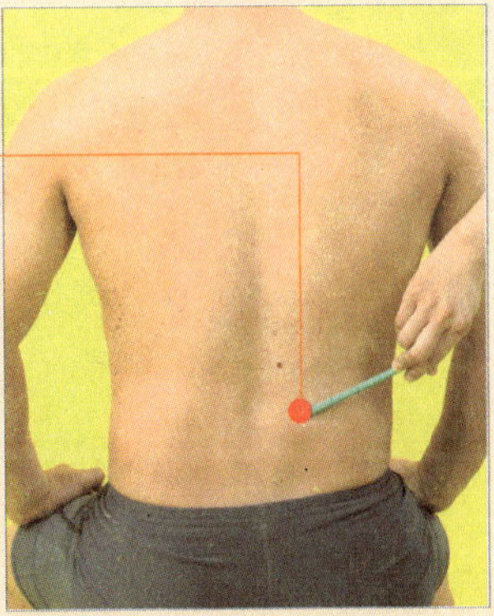

# 《经典实用养生法》

## 按摩

### 手法1

大鱼际揉法：将左手大鱼际放在肾俞穴上，以此为着力点，由肩、肘、腕带动，做一上一下的摆动，使穴位感到微微发热为度。

### 手法2

擦法：将左手的小鱼际放在肾俞穴上，并以它为着力点，用上臂发力，带动肘关节和前臂，使小鱼际在肾俞穴上做来回快速轻便的直线运动，以肾俞穴有明显的温热感为度。

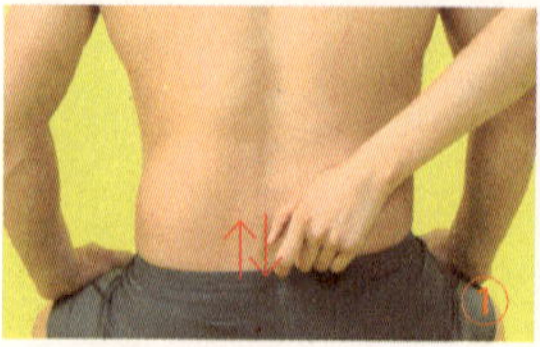


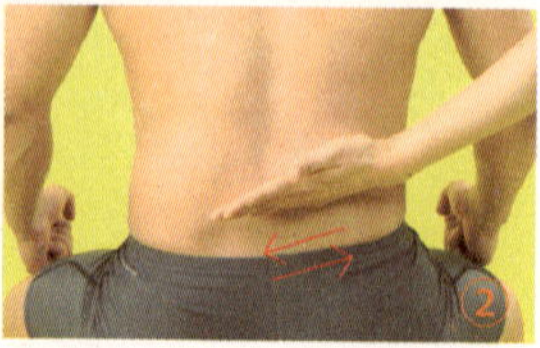


### 操作步骤

先用大鱼际揉法在肾俞穴上揉5分钟，然后再用擦法在穴位上快速地擦3分钟，之后休息2分钟，擦3分钟，休息2分钟，擦3分钟，最后用大鱼际揉法放松半分钟。

| 手 法 | 时 间 | 力 度 |
|---|---|---|
| 1.大鱼际揉法<br>2.擦法 | 15分钟左右 | 以能耐受为度 |

## 适应证

心肾不交引起的失眠、烦躁、口疮、腰膝冷痛、尿频、痛经、白带多等问题。

## 常用配伍

**失眠、口疮** 常配合用心俞穴

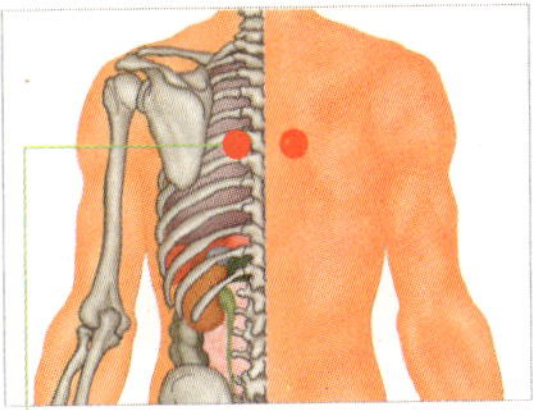

心俞穴：在背部，第5胸椎棘突下，后正中线旁开1.5寸。

**妇科问题** 常配合用八髎穴

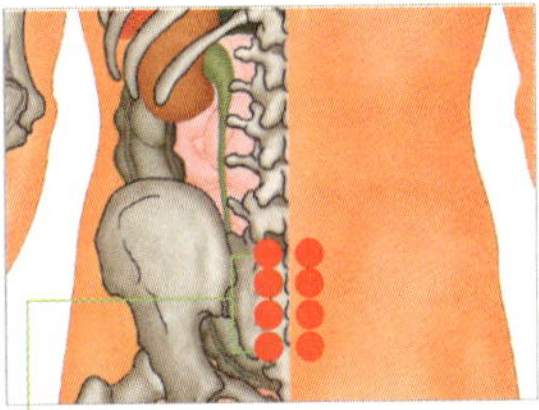

八髎穴：分别在第1、第2、第3、第4骶后孔中，又称上髎、次髎、中髎和下髎，左右共8个。

**尿频** 常配合用气海穴、中极穴

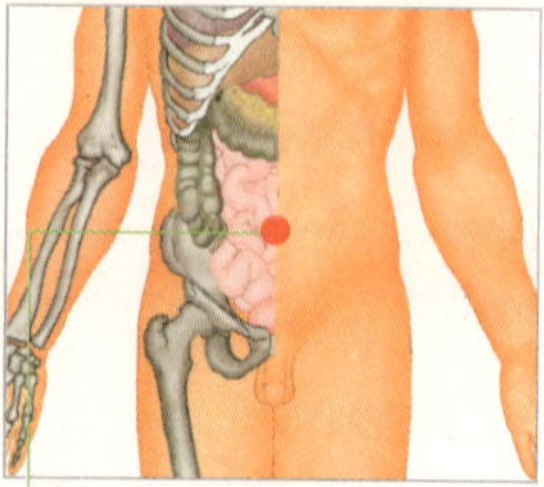

气海穴：在下腹部正中线上，脐中下1.5寸。

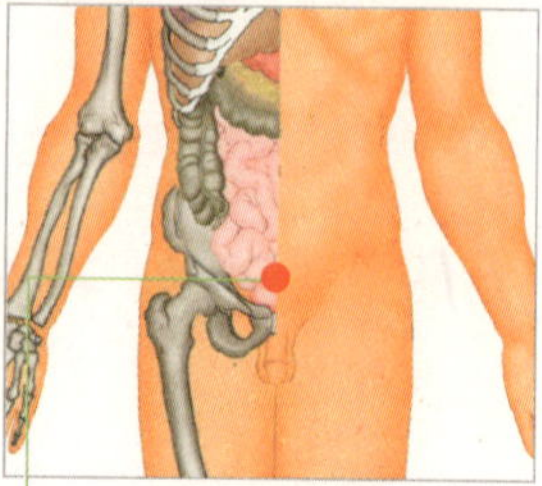

中极穴：在下腹部正中线上，脐中下 4 寸。

## 艾灸

### 手法

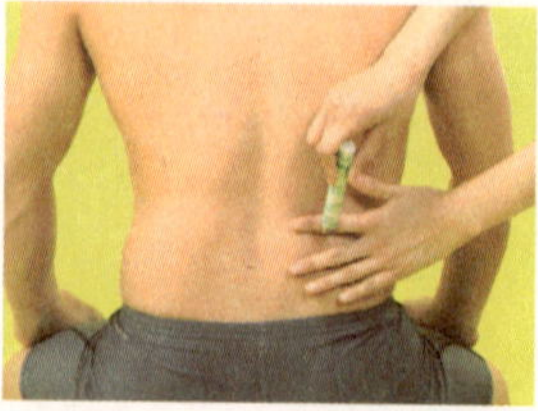

艾条温和灸：将艾条的一端点燃，对准穴位，距离皮肤2~3厘米进行熏灸，使被艾灸者有温热感而没有灼痛感为宜。进行操作的人应当把食指和中指分开，放在穴位的两侧，这样可以通过自己手指的感觉来感知被艾灸者的受热程度，防止烫伤。

## 操作步骤

用艾条温和灸在肾俞穴上熏灸，时间为5～7分钟。

| 手 法 | 时 间 | 温 度 |
| --- | --- | --- |
| 艾条温和灸 | 5～7分钟 | 以被灸者手脚有温热感为度 |

## 适应证

肾阳不足而引起的怕冷、痛经、不孕不育等问题。

## 常用配伍

全身怕冷、手脚冰凉 常配合用气海穴、关元穴

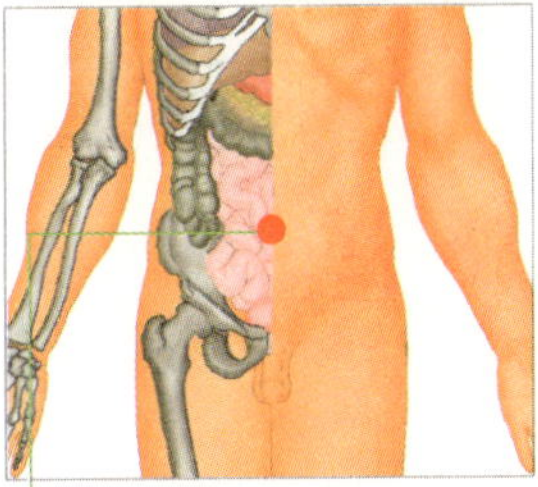

气海穴：在下腹部正中线上，脐中下1.5寸。

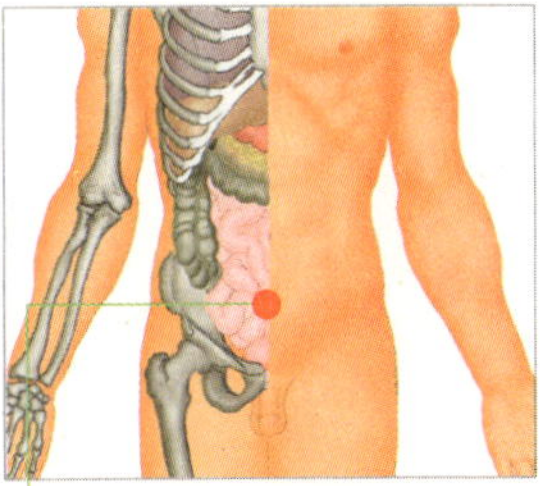

关元穴：肚脐下3寸（4横指宽）。

## 妇科问题 常配合用八髎穴

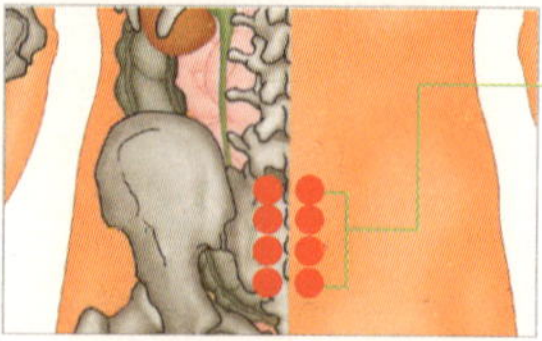

八髎穴：分别在第1、第2、第3、第4骶后孔中，又称上髎、次髎、中髎和下髎，左右共8个。

## 敷贴

### 药材组成

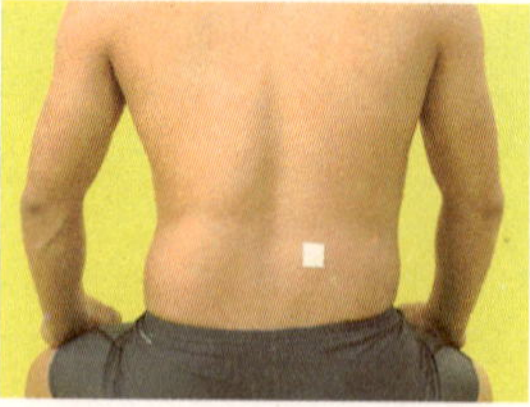

生地黄20克，当归、川芎、白芍、黄精、淫羊藿各10克。

### 操作步骤

将上述所有药材研成细粉，每次取10克，加少许面粉，用淡盐水调成糊状，涂在医用胶布的中心，让药材对准肾俞穴皮肤，固定即可。敷贴时间为12～18小时。

| 手法 | 时间 |
| --- | --- |
| 敷贴 | 12～18小时 |

## 适应证

由于肾阴不足而引起的头晕、耳鸣、闭经等问题。

## 常用配伍

**记忆力减退** 常配合用心俞穴

**眼花** 常配合用肝俞穴

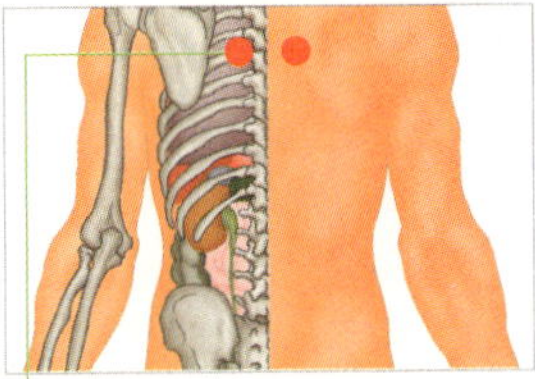

心俞穴：在背部，第5胸椎棘突下，后正中线旁开1.5寸。

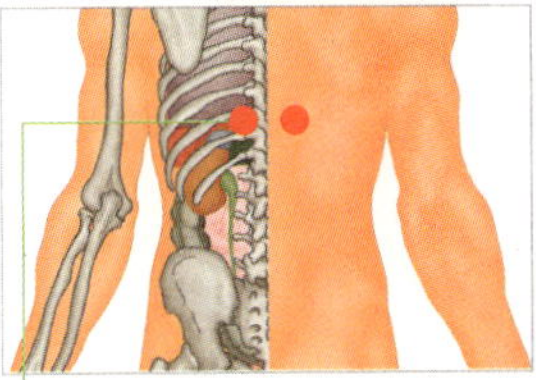

肝俞穴：在背部，第9胸椎棘突下，后正中线旁开1.5寸。

### 挖掘生活中的养生小智慧

心肾不交体质的人，饮食上应当少吃辣椒、番茄、西瓜等红色的食物，可以适当多吃羊肉等温补肾阳的食物；并注意早睡早起，不要熬夜。

# 大肠俞穴

调整肠腑大肠俞，通络调水皆能主

**主治** 便秘/口臭/腹胀/肠梗阻

这个穴位与大肠相对应，是大肠在体表的俞穴，所以命名为“大肠俞穴”。凡是跟大肠有关的病症，如肠鸣、痢疾、腹痛、泄泻、绕脐疼痛、饮食不化等问题，都可以通过这个穴位，使之变得“舒畅”。

**〈归属经脉〉** 足太阳膀胱经。

**〈主要功效〉** 调理肠胃，通调水液，通腑泄热。

**〈适用人群〉** 1.按摩大肠俞穴适合所有人。2.在大肠俞穴刮痧则比较适合青壮年人。

**〈适用症状〉** 1. 口臭、口干舌燥、腹胀、腹痛、大便秘结者比较适合用刮痧的方法。2. 腹痛、腹泻、大便溏稀者适合用按摩的方法。3. 腰背部酸楚、胀痛等经脉阻滞者适合用按摩的方法。

# 标准定位与简易取穴

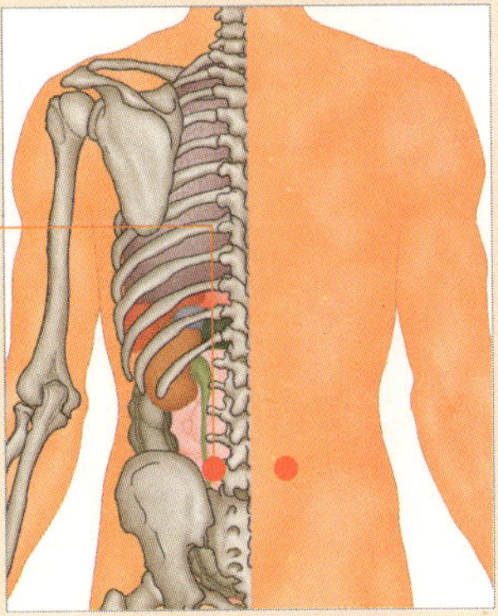

## 标准定位

第4腰椎棘突下，后正中线旁开1.5寸。

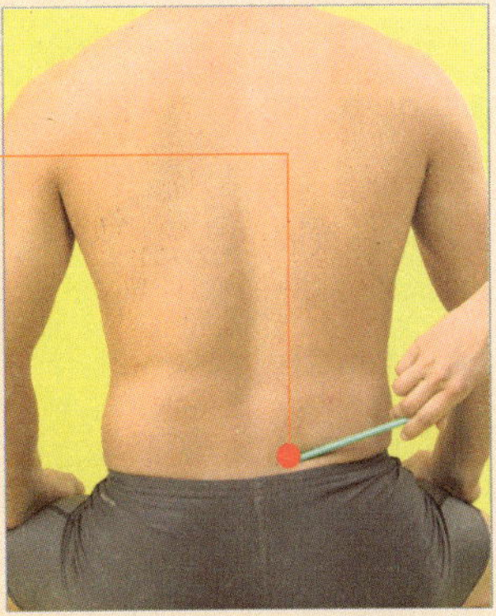

## 简易取穴

在两个髋骨最高点的连线和脊柱交点的1节椎体下，旁开2横指即是。

## 经典实用养生法

### 按摩

#### 手法❶

按揉法：将中、食两指的指腹放在大肠俞穴上，稍微用力，然后在大肠俞穴上做有一定渗透力的环形运动，力度以受力者能耐受为度。

#### 手法❷

点法：把右手中指或食指的指腹放在大肠俞穴上，用手腕发力，缓缓地在穴位上进行点按，力度由小到大，以受力者能耐受为度。

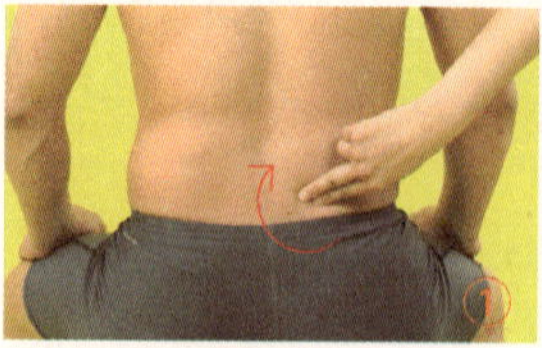


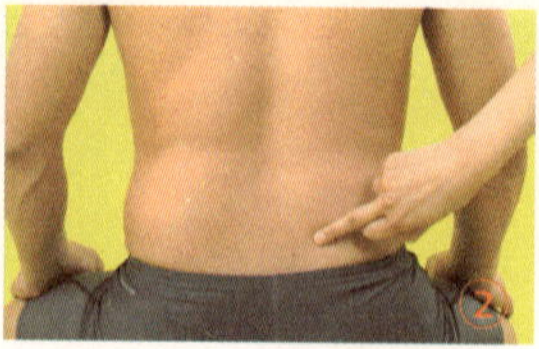


#### 操作步骤

先用按揉法在大肠俞穴上放松3分钟，之后再用点法在穴位上点按300下左右，最后用按揉法在穴位上放松半分钟即可。

| 手法 | 时间 | 力度 |
| --- | --- | --- |
| 1.按揉法<br>2.点法 | 15～20分钟 | 由轻到重，以能耐受为度 |

## 适应证

1. 胃肠功能不调导致的疾病，如腹痛、便秘或泄泻、痢疾、阑尾炎、肠炎等疾病。
2. 气机不畅、水液代谢紊乱导致的大便秘结或者溏稀等症状。
3. 腰背部及下肢的肌肉酸楚、胀痛等症状。

## 常用配伍

**腰痛、下肢痛** 常配合用腰阳关穴

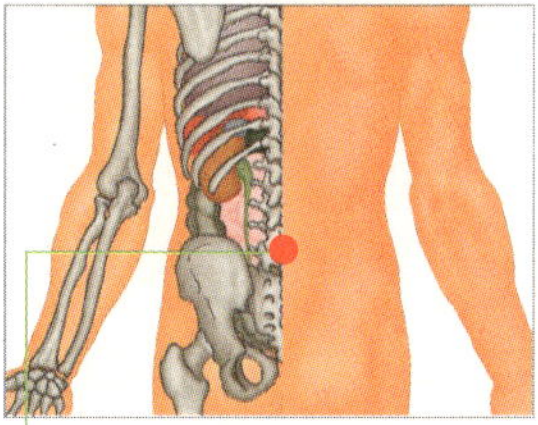

腰阳关穴：在腰部，后正中线上，第4腰椎棘突下凹陷中。

**腹泻、痢疾** 常配合用天枢穴

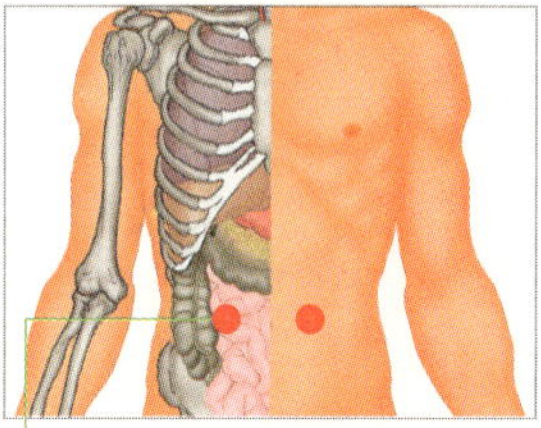

天枢穴：在腹部，平脐中，前正中线旁开2寸。

# 刮痧

## 操作步骤

先在大肠俞穴皮肤上抹上刮痧油，然后用刮痧板的一角或者一边在大肠俞穴皮肤上做由上而下的刮拭，直至出现痧点或者痧斑为止，以受力者能耐受为度。

| 手 法 | 时 间 | 力 度 |
| --- | --- | --- |
| 角刮法或边刮法 | 至出现痧点或痧斑为止 | 以能耐受为度 |

## 适应证

1. 腹痛、腹胀、口臭、大便秘结、阑尾炎等疾病。
2. 腰背部及下肢的肌肉酸楚、胀痛、僵硬等症状。

## 常用配伍

**阑尾炎** 常配合用阑尾穴

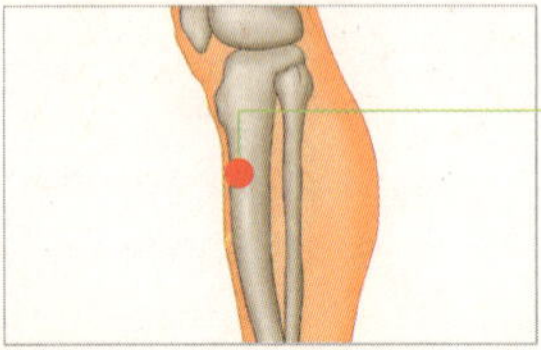

阑尾穴：在小腿外侧，髌韧带外侧凹陷下5寸，胫骨前嵴外1寸。

## 腹胀 常配合用上巨虚穴、天枢穴

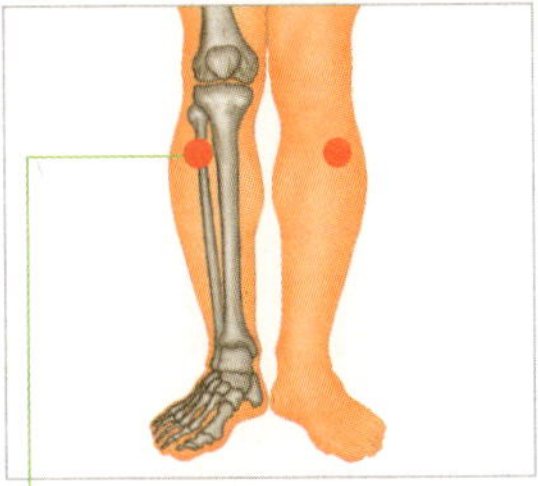

上巨虚穴：小腿外侧，犊鼻穴下6寸，犊鼻穴与解溪穴连线上。

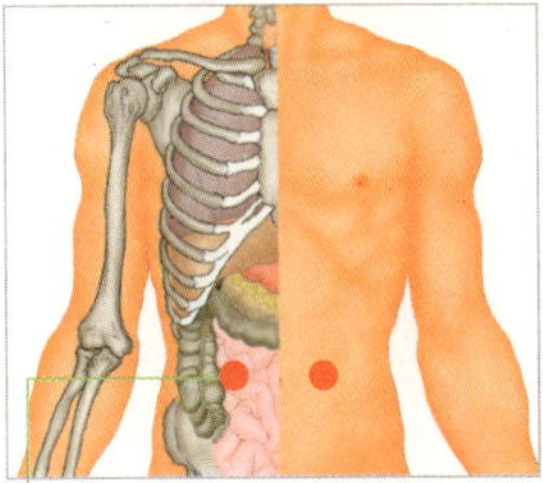

天枢穴：在腹部，平脐中，前正中线旁开2寸。

## 腰骶部疼痛 常配合用肾俞穴、腰阳关穴

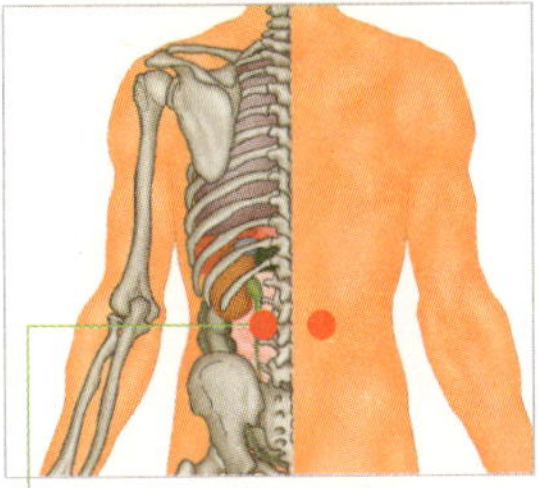

肾俞穴：在腰部，第2腰椎棘突下，后正中线旁开1.5寸。

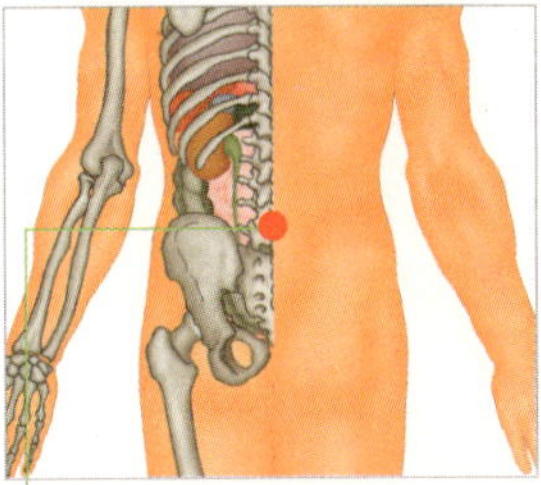

腰阳关穴：在腰部，后正中线上，第4腰椎棘突下凹陷中。

# 大肠俞穴艾灸治腹泻

据史书记载，明朝末期，有一年夏天连降大雨，造成了巨大的洪灾。洪水还没有完全退去，长江中下游一带就爆发了大规模的瘟疫。所有患者的表现都是一样的：突然高热，伴有恶心、呕吐、肚子痛、拉肚子，每天大便十几次，开始是稀便或呈水样，慢慢地就出现大便带有脓血。

很多人出现左侧小腹痛，而且时间越长，这种疼痛越厉害，肠子咕噜咕噜地叫个不停，一有便意，得立马解决，而且大便时，肛门重坠明显。只要得了这种病，一两天下来，整个人就没什么力气，很快就奄奄一息了。药铺的药材被大家抢购一空，很多人因为吃不上药，很快就死去了。一时之间，大家闻“瘟疫”色变，纷纷外逃，希望能远离这个地方。

当地的官员看到这种状况十分

着急，赶忙召集本地的大夫进行商讨，看看有没有解决的办法。经过紧张的讨论，大家最后拿出了一套整治这次瘟疫的方案。

首先，从外地大量收购艾草，然后发到大家手中，指导大家每天用艾草在自己的大肠俞穴上进行艾灸，如果有剩余的艾草，再灸一下肚脐和足三里穴。

其次，隔绝水源。瘟疫的传播主要与水有关，所以，他们号召大家都不能喝生水，一定要把水煮开了再喝。后来有人还出了个主意，就是每次煮水的时候，放几片艾草的叶子在里面一起煮，这样效果会更好。

就这样，原本一场很严重的瘟疫，竟然由此得到了控制。等到大水完全退掉，人们又坚持了一段时间，这场灾难总算是过去了。就这样，一场来势凶猛、浩浩荡荡的瘟疫，被这一把艾草和一对穴位给压下去了。

# 八髎穴

主治 痛经/白带过多/不孕不育/腰痛

温经暖宫逐瘀血，腰背疼痛保轻松

"髎"就是孔的意思，这4对穴位正好在骶骨的4对骶后孔上，左右加起来，总共是8个孔，所以叫做"八髎"。这个穴位是人体4对骶神经出入的部位，所有与腰骶部相关的问题，都可以用这组穴位来解决；另外，其深层为盆腔神经丛，所以这也是一个治疗妇科疾病的要穴。

《归属经脉》足太阳膀胱经。

《主要功效》温暖胞宫，温经止痛，逐瘀生新，祛瘀通络。

《适用症状》平时怕冷、手脚冰凉、面色发白甚至发青、食欲比较差、不爱喝水、性格偏内向、小腹部和腰骶部常年寒凉的女性适合艾灸。此穴用艾灸治疗的腰痛主要是由外感寒冷所引起的，一般不很剧烈。

## 标准定位与简易取穴

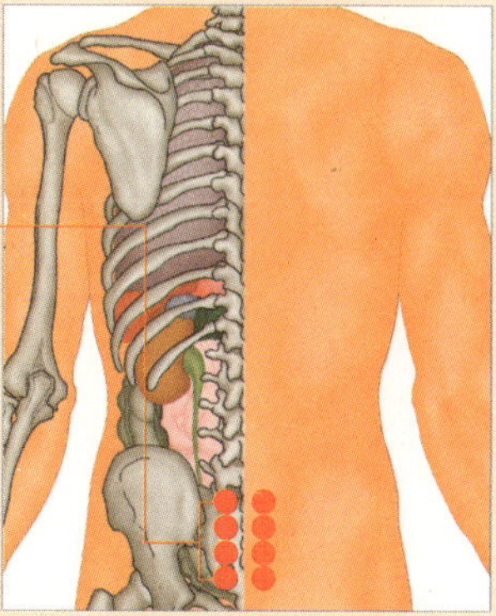

### 标准定位

分别在第1、第2、第3、第4骶后孔中，又称上髎、次髎、中髎和下髎，左右共8个。

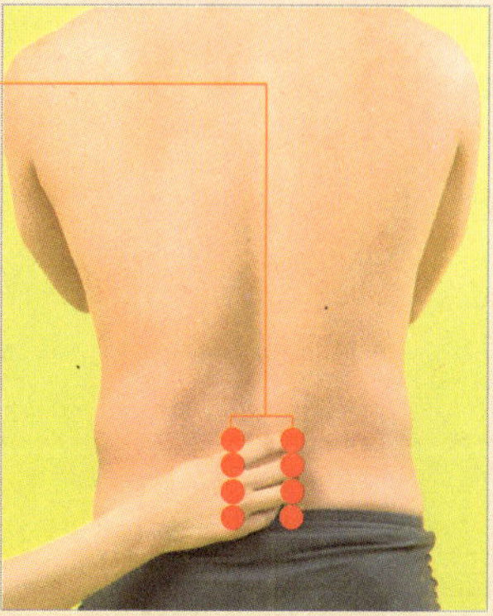

### 简易取穴

在左右两侧臀部和腰部之间有一个接近于三角形的平坦地带，将右手自然弯曲，小指放在尾骨尖稍上方，其余3指平放在这个平坦地带，那么4个手指下分别是上髎、次髎、中髎、下髎。

## 《经典实用养生法》

### 按摩

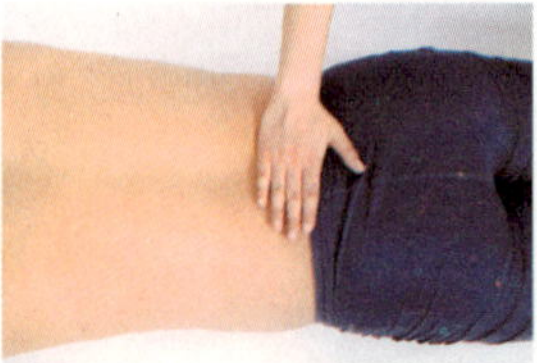

#### 手法

掌推法：把手掌放在此穴皮肤上，然后在掌根部施加一定的压力，沿着经脉循行的方向，缓慢地在此穴皮肤上进行滑动，力度以受力者能耐受为度。注意：应当单方向反复操作，而不要来回滑动。掌推的方向有两种：一种是纵向，另一种是横向。

#### 操作步骤

在八髎穴处，使用掌推法，每天500下。

| 手 法 | 时 间 | 力 度 |
| --- | --- | --- |
| 掌推法 | 15～20分钟 | 以能耐受为度 |

#### 适应证

腰酸背痛、男科及妇科疾病、大小便不利等症。

## 常用配伍

**遗尿** 常配合用三阴交穴、中极穴、肾俞穴

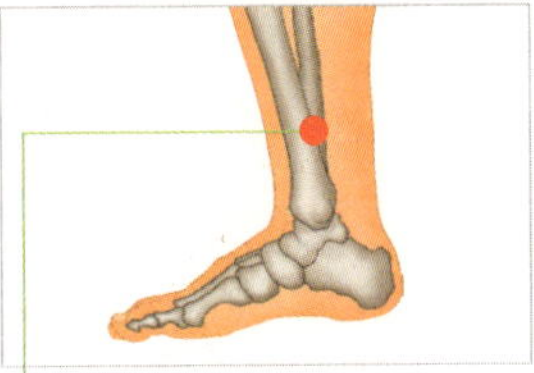

三阴交穴：在小腿内侧，足内踝尖上3寸，胫骨内侧缘后方。

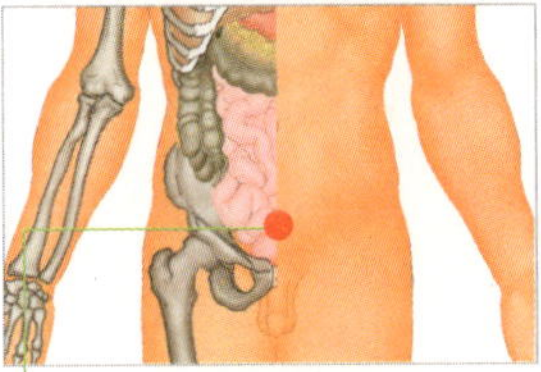

中极穴：在下腹部正中线上，脐中下4寸。

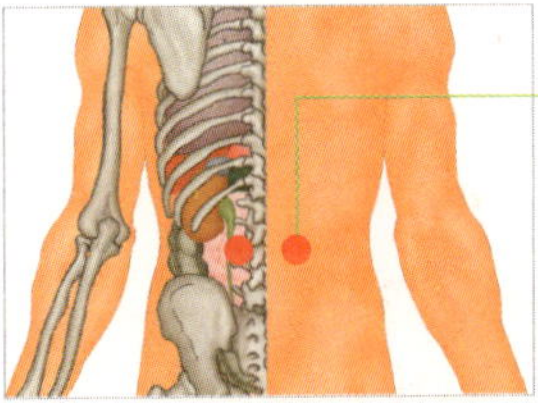

肾俞穴：在腰部，第2腰椎棘突下，后正中线旁开1.5寸。

### 挖掘生活中的养生小智慧

1. 穿低腰裤容易使外界气候侵袭八髎穴，造成身体不适，所以要注意保护此穴。
2. 女性月经期前后慎用这个穴。
3. 怀孕女性禁止刺激这个穴。

**痛经** 常配合用血海穴、地机穴

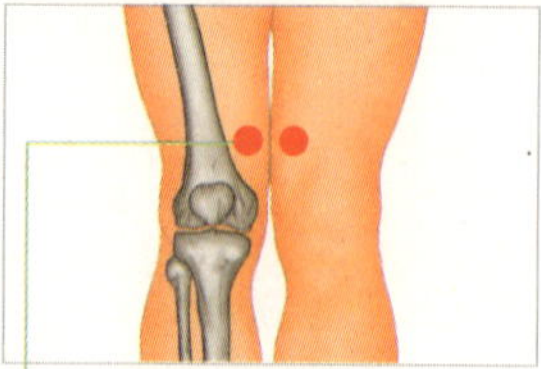

血海穴：在大腿内侧，髌底内侧端上2寸，股四头肌内侧头的隆起处。

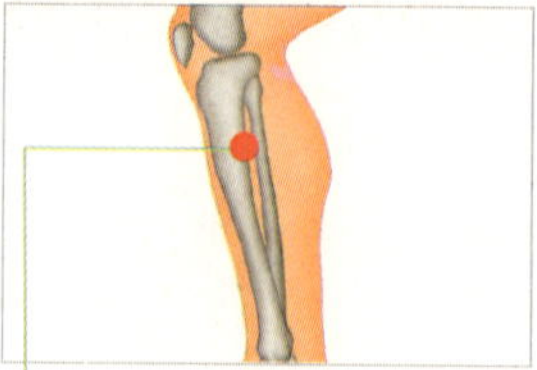

地机穴：在小腿内侧，阴陵泉穴下3寸，胫骨内侧缘后方。

## 艾灸

### 手法

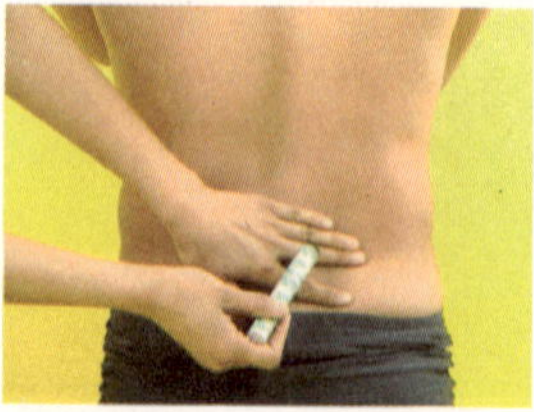

艾条温和灸：将艾条的一端点燃，对准八髎穴，距离皮肤2~3厘米进行艾灸，通常要使被艾灸的人有温热感而没有灼痛感为宜。操作者应把另一只手的食指和中指分开，放在穴位的两侧，这样可以通过自己手指的感觉来预测被艾灸者的受热程度，可以防止烫伤。

## 操作步骤

用艾条温和灸的方法在穴位上熏灸，时间为15～20分钟。

| 手 法 | 时 间 | 温 度 |
|---|---|---|
| 艾条温和灸 | 15～20分钟 | 以皮肤感到微微发热为度 |

## 适应证

宫寒引起的各种妇科问题及由感染外寒而引起的腰痛等。

## 常用配伍

**妇科问题** 常配合用关元穴

**腰臀疼痛** 常配合用大肠俞穴

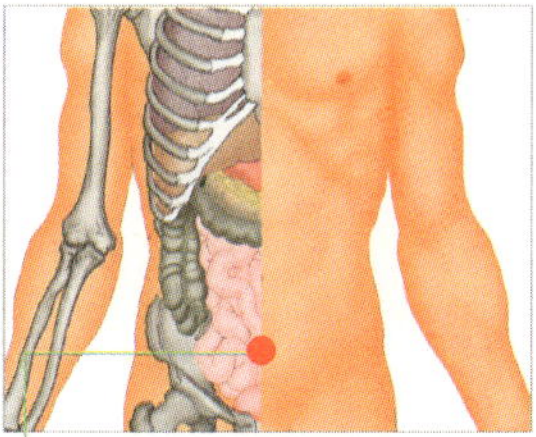

关元穴：肚脐下3寸（4横指宽）。

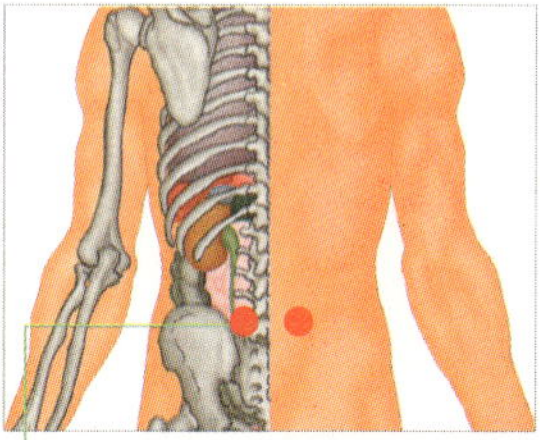

大肠俞穴：第4腰椎棘突下，后正中线旁开1.5寸。

# 腰阳关穴

主治

腰痛/痛经/月经不调

温中补阳祛宫寒，通络止痛效果显

古人认为，腰阳关穴和与它平齐的大肠俞穴是相通的，所以，这个穴位是督脉和足太阳膀胱经交通的关隘，而这两条经又都是人体阳气最盛的两条经，所以给这个穴位命名为“阳关”。而它所处的部位是腰，故而又称“腰阳关”。

《归属经脉》督脉（奇经八脉）。

《主要功效》通络止痛，调整冲任，暖宫逐瘀。

《适用人群》1.中老年人体质偏虚，适合以艾灸为主，配合按摩。2.出现腰痛的年轻人多为慢性劳损或外伤，应以按摩为主，配合艾灸。

《适用症状》1.腰部慢性劳损、腰酸痛、胀痛者，适合使用按摩的方法。2.体质偏虚，表现为怕冷、下肢发凉等症状者，适合用艾灸的方法。

# 标准定位与简易取穴

## 标准定位

在腰部，后正中线上，第4腰椎棘突下的凹陷中。

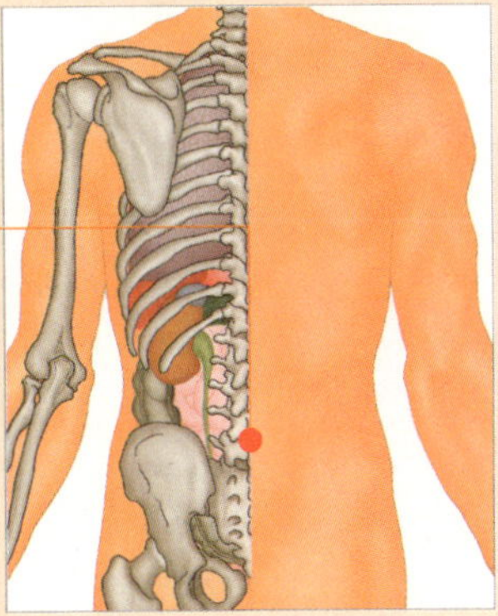

## 简易取穴

两边髋骨最高点的连线与后正中线交点处。

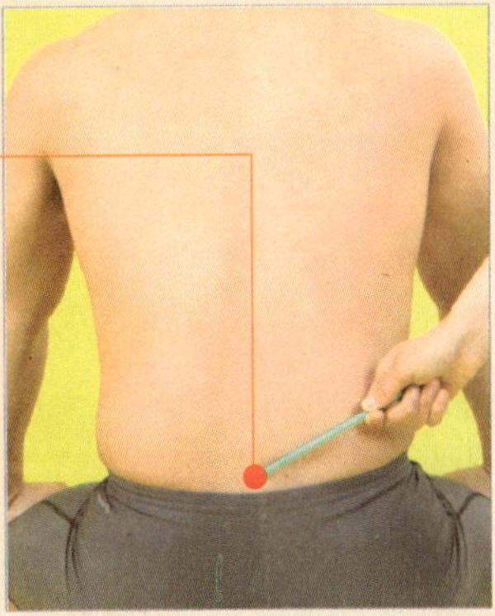

## 〈经典实用养生法〉

### 按摩

#### 手法①

按揉法：将右手中、食两指指腹放在腰阳关穴上，垂直用力，然后带动穴位皮肤做有一定渗透力的环形运动。

#### 手法②

点法：把右手中指指腹放在腰阳关穴上，然后用手腕发力，缓缓地垂直在穴位上进行点按。

#### 手法③

擦法：五指并拢，用左手小鱼际着力于腰阳关穴的皮肤上，然后在此来回地做小幅度快速的摩擦，直到穴位皮肤发热发红为止。

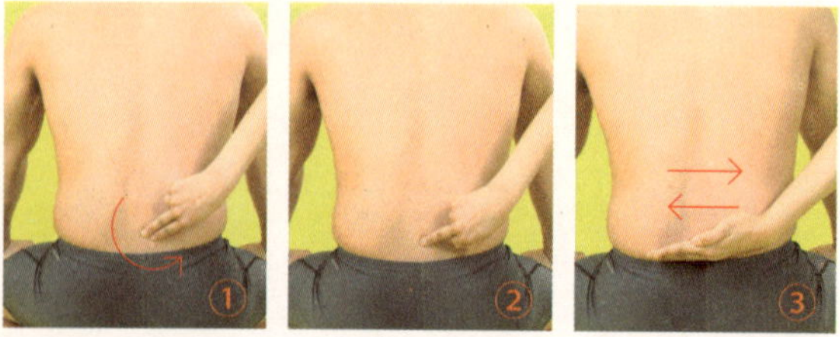

## 操作步骤

先用按揉法在穴位上按揉3分钟，之后用点法在穴位上点按30下左右，然后再用擦法摩擦，至受力者腰骶部有明显的温热感，最后再用按揉法在穴位上放松半分钟即可。

| 手法 | 时间 | 力度 |
|---|---|---|
| 1.按揉法<br>2.点法<br>3.擦法 | 15～20分钟 | 由小到大 |

## 适应证

1. 各种原因引起的腰部疼痛、麻木、酸胀等问题。
2. 骶骨、臀部等部位的疼痛。
3. 痛经、月经不调、子宫肌瘤等妇科病症。

## 常用配伍

**妇科病症** 常配合用关元穴

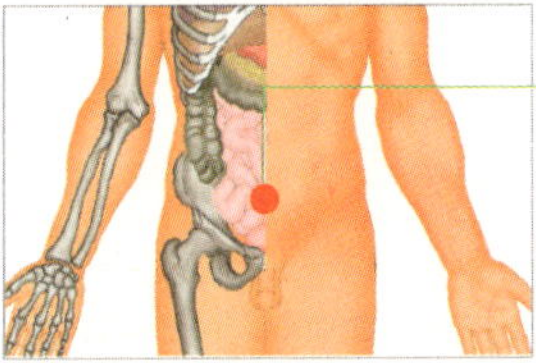

关元穴：肚脐下3寸（4横指宽）。

## 腰部问题 常配合用大肠俞穴、肾俞穴

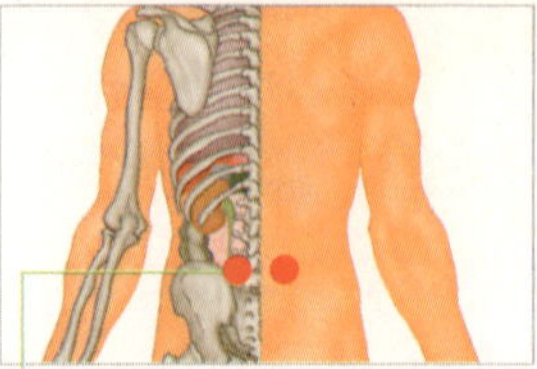

大肠俞穴：第4腰椎棘突下，后正中线旁开1.5寸。

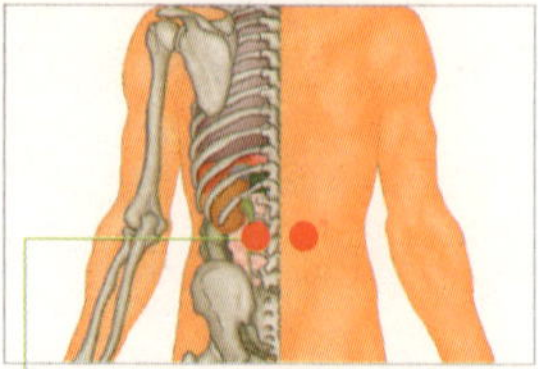

肾俞穴：在腰部，第2腰椎棘突下，后正中线旁开1.5寸。

## 艾灸

### 手法

艾条雀啄灸：将艾条点燃，对准腰阳关穴，艾条与皮肤的距离不要固定，而是像鸟啄食那样一上一下地运动来进行艾灸。

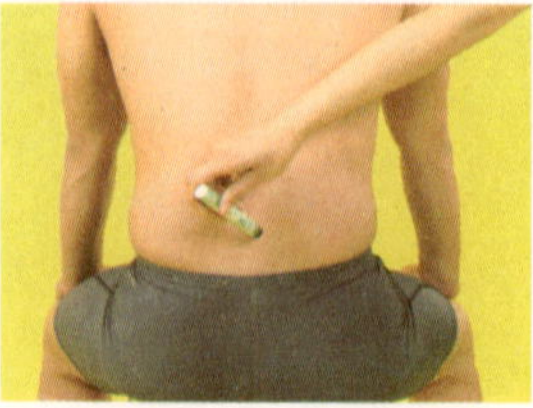

### 操作步骤

用艾条雀啄灸的方法在穴位上熏灸，时间为

20分钟或者以被灸者感到腰部有明显的温热感为度。在艾灸过程中，要及时将灰掸落，并且不要用嘴吹艾条，要让其自然燃烧。

| 手 法 | 时 间 | 温 度 |
|---|---|---|
| 艾条雀啄灸 | 20分钟 | 以腰部有明显的热感为度 |

## 适应证

❶ 受寒引起的腰部疼痛、僵直不舒、不能俯仰、麻木等问题。

❷ 宫寒引起的不孕、闭经、发育异常等问题。

## 常用配伍

**腰部受寒** 常配合用肾俞穴、委中穴

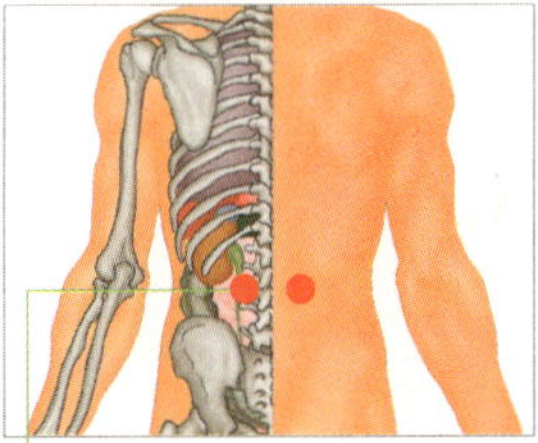

肾俞穴：在腰部，第2腰椎棘突下，后正中线旁开1.5寸。

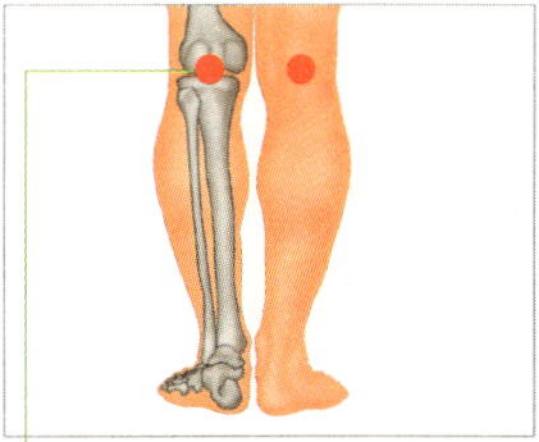

委中穴：位于腘窝横纹正中，股二头肌腱与半腱肌肌腱的中间。

# 命门穴

主治
癫痫/神志不清/腰骶痛

命门深处藏生机，
温补肾阳精神提

中医说，两肾之间是生命之门，也就是命门。而这个穴位的两边是两肾，正好在肾俞的中间，这就符合了中医对于命门的定义，所以，就命名为“命门”。这个穴位是人体生命之火所在的位置，所以对于全身状态的调节都有着至关重要的作用。

《归属经脉》督脉（奇经八脉）。

《主要功效》通络止痛，温肾壮阳，温经通络。

《适用人群》中老年人及年轻人。

《适用症状》1.畏寒肢冷、腰膝酸软、性欲减退等肾阳虚的人适用。2.失眠、口舌干燥、尿黄便干等肾阴虚的人适用。3.气短自汗、遗精早泄等肾气虚的人适用。4.神疲头昏、腰脊酸楚、耳聋耳鸣等肾精不足的人适用。

## 标准定位与简易取穴

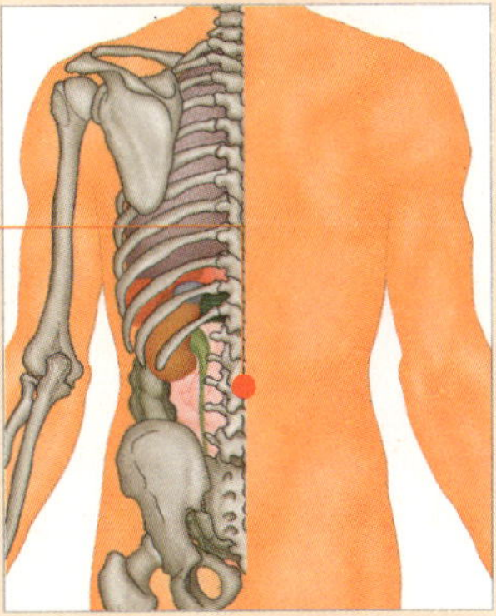

### 标准定位

在腰部，后正中线上，第2腰椎棘突下的凹陷中。

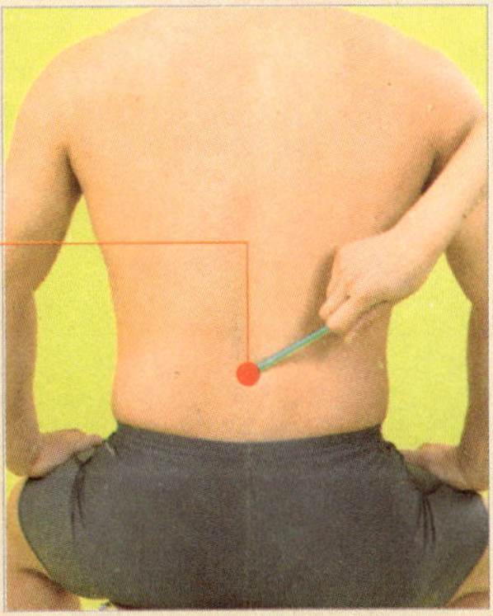

### 简易取穴

腰部后正中线上，第2腰椎棘突下的凹陷中。

## 《经典实用养生法》

### 按摩

#### 手法❶

按揉法：将右手中、食两指的指腹放在穴位上，稍微用力，然后在穴位上做有一定渗透力的环形运动。

#### 手法❷

点法：把右手中指的指腹放在穴位上，然后用手腕发力，缓缓地在穴位上进行点按。

#### 手法❸

擦法：五指并拢，用左手小鱼际着力于穴位皮肤上，然后在穴位皮肤上来回地做小幅度快速的摩擦，直到穴位皮肤发热发红为止。

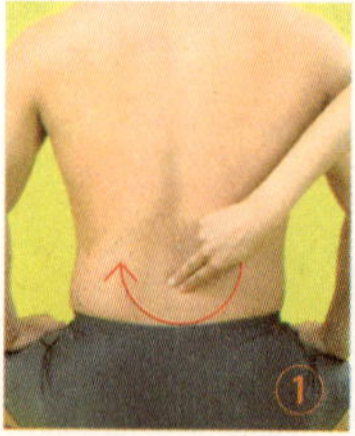


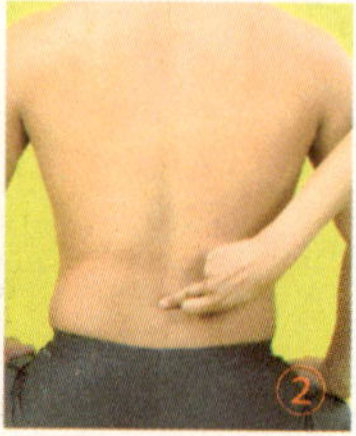


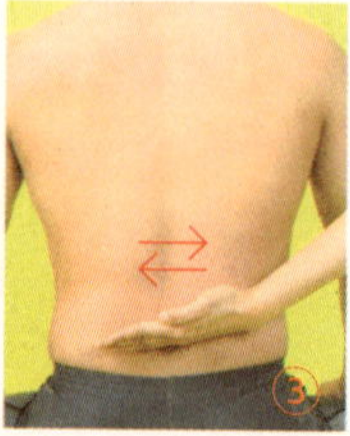

## 操作步骤

先用按揉法在穴位上按揉3分钟，之后用点法在穴位上点按30下左右，然后再用擦法摩擦，以受力者腰部有明显的温热感为宜，最后用按揉法在穴位上放松半分钟即可。

| 手法 | 时间 | 力度 |
| --- | --- | --- |
| 1.按揉法 2.点法 3.擦法 | 10分钟左右 | 由轻到重，不宜突然发力 |

## 适应证

1. 头重昏沉、神志不清等病症。
2. 癫痫等疾患。
3. 腰肌劳损及腰椎间盘突出所引起的腰骶痛、项背痛、下肢痹痛等。

## 常用配伍

**癫痫** 常配合用风池穴

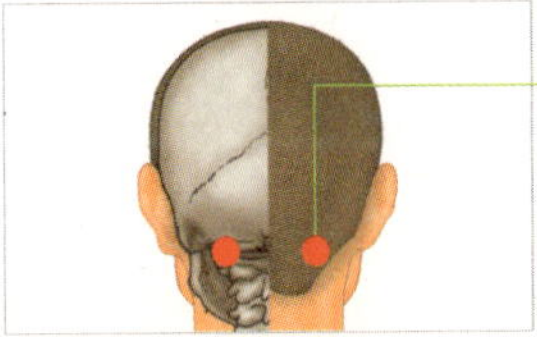

风池穴：在颈后区，枕骨之下，胸锁乳突肌与斜方肌上端之间的凹陷中。

# 艾灸

## 手法

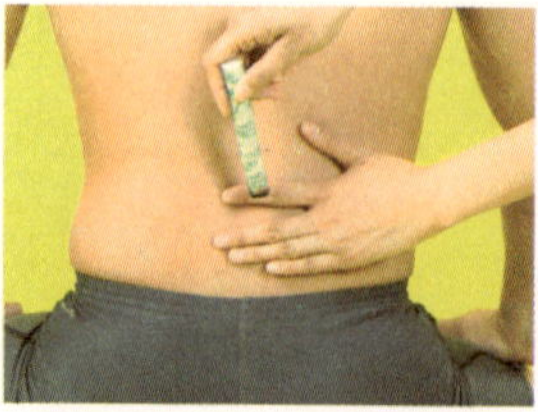

艾条温和灸：左手食、中二指分开，放在命门穴的左右，然后右手持一端点燃的艾条，对准穴位进行艾灸，艾条和穴位距离2～3厘米，并随着穴位感觉来进行适当调整。

## 操作步骤

用艾条温和灸的方法在穴位上熏灸，时间为20分钟或者以腰部有温热感为度。

| 手法 | 时间 | 温度 |
| --- | --- | --- |
| 艾条温和灸 | 20分钟左右 | 以腰部有温热感为度 |

## 适应证

1. 女性月经不调、赤白带下以及遗尿、尿频等。
2. 阳气不足所引起的腰背部疼痛、麻木及怕冷等症状。

❸ 泌尿生殖系统病症，如男性的遗精、阳痿。

## 常用配伍

**腰痛及下肢痛** 常配合用肾俞穴、大肠俞穴

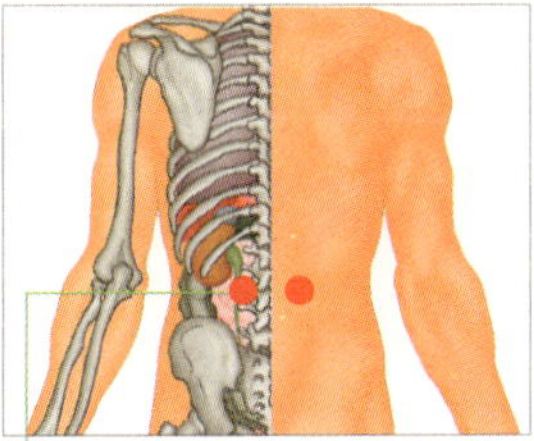

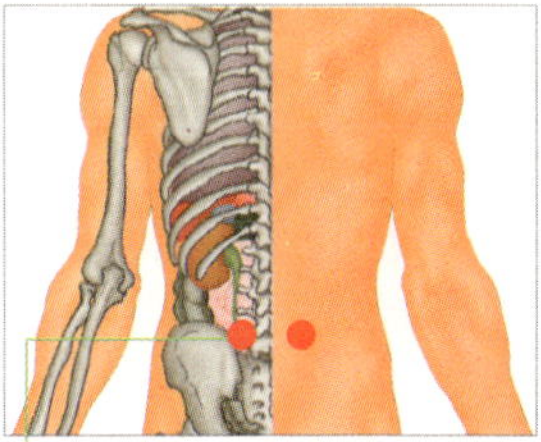

**肾俞穴**：在腰部，第2腰椎棘突下，后正中线旁开1.5寸。

**大肠俞穴**：第4腰椎棘突下，后正中线旁开1.5 寸。

**尿频、遗尿** 常配合用关元穴、中极穴

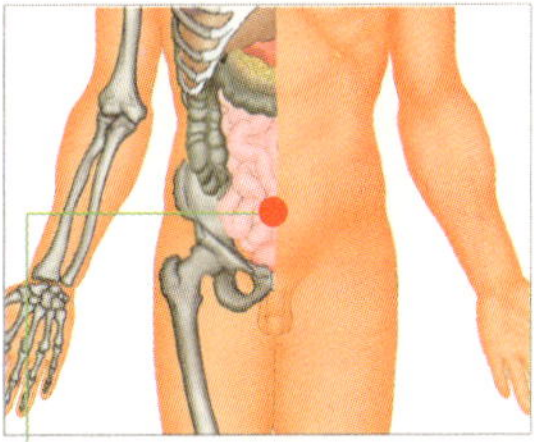

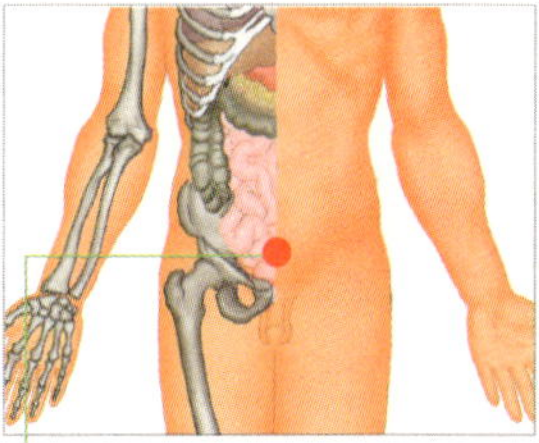

**关元穴**：肚脐下3寸（4横指宽）。

**中极穴**：在下腹部正中线上，脐中下 4 寸。

# 命门穴艾灸护大肠

明代医家虞抟的《医学正传》中记载过这样一个故事：一名40多岁的男性，家里比较殷实，他又是家中唯一的儿子，因此从小受溺爱，一直好逸恶劳，而且好喝酒，整天饮酒无度、烂醉如泥。

有一天，他一大早就感觉肚子隐隐作痛，而且嘴巴特别干，胸口闷热，手脚也发烫，后来，肚子痛得实在是受不了了，这才赶忙起床去上厕所。然而艰难地解出一些大便后，却发现解出来的竟是如喷射状的鲜血，当即吓晕，"扑通"一声就倒下了。

外面的仆人听到动静，赶紧进去，一看他倒在一旁，就赶紧呼喊救命，并把他抬了出去。他的家人于是赶紧去请虞抟大夫。虞抟看了他的情况，给他把了脉，然后看了看他的舌头，对他的家人说："他的脉象洪大，洪是实热的表现，脉大说明还有出血的倾向；他的舌头红，舌苔黄腻，说明有湿热，这是他平时喝酒太多的缘故。酒属湿热之品，湿热酒毒腐蚀了肠道，从而使肠道出血，又经大便排出，热象过重，热势迫使血液妄行，所以出血的倾向一直不减。”

于是当即给他开了补血的四物汤和一些清热止血的药，并令下人赶紧去抓药。同时，虞抟还在他背上的命门穴用艾炷灸。灸了3～5壮之后，患者的腹痛渐渐减轻了，但汤药还没有煎好。患者又有了便意，于是取下艾炷，让他去上厕所。回来后说，解出了一些黑便，已经没有血了，虞抟说那黑便就是刚才出的血，不再有鲜血，说明出血已经停止了。

这是因为刚才所灸的命门穴，正对着大肠，不仅顾护了元气，又泻了大肠的热毒，现在已经没有什么大碍了，等汤药熬好再服汤药调理调理就可以了。虞抟嘱咐患者家属，以后每天给他在命门穴灸5～7壮，坚持1个月，近期饮食要清淡，以米粥为主，鸡鱼肥肉等荤菜就不要吃了，而且一定要忌酒！按照虞抟的嘱咐，这名男子如期痊愈了。

# 至阳穴

主治 心绞痛/胃痉挛/食欲缺乏

至阳通治胃心脑，
引阴入阳没烦恼

人体的后背为阳，而横膈之上是阳中之阳，横膈之下是阳中之阴，至阳这个穴正好在膈俞的中间，上面就是“阳”，下面就是“阴”，所以叫做“至阳”；另外，此穴与膈肌在同一平面，所以对膈肌以上的心、膈肌以下的肝胆，都有很好的调整作用。

《归属经脉》督脉（奇经八脉）。

《主要功效》速效救急，疏通脑络，助阳散寒。

《适用人群》适合各个年龄段的人。

《适用症状》1.适合平时比较怕冷、手脚偏凉、面色偏白、大便偏稀、小便清长等阳虚寒盛体质的人。2.适合气短、胸部憋闷、容易出现咳嗽气喘、胸痛难忍等症状的人。3.适宜胸胁部胀满、食欲缺乏、恶心、呕吐、腹泻或便秘者。

## 《标准定位与简易取穴》



### 标准定位

在背部，后正中线上，第7胸椎棘突下凹陷中。

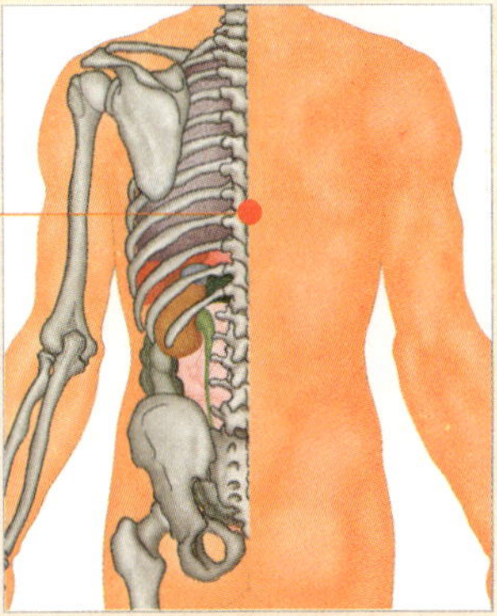

### 简易取穴

两肩胛下角的连线与后正中线的交点下方凹陷中。

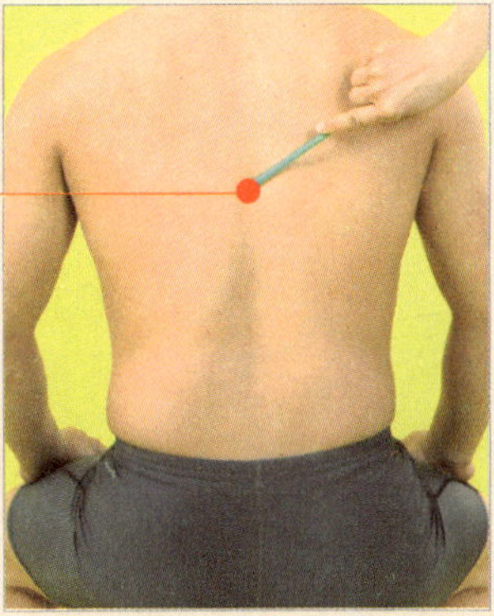

## 《经典实用养生法》

### 按摩

#### 手法❶

一指禅推法：把左手拇指的内侧面放在至阳穴皮肤上，然后用肩、肘、腕关节的力量带动拇指做一上一下的运动，使穴位有明显的酸胀感。

#### 手法❷

点法：把右手的中指指腹放在穴位上，然后用手腕发力，缓缓地在穴位上进行点按，力度要由小到大，且以被按摩者有明显的酸胀感为宜。

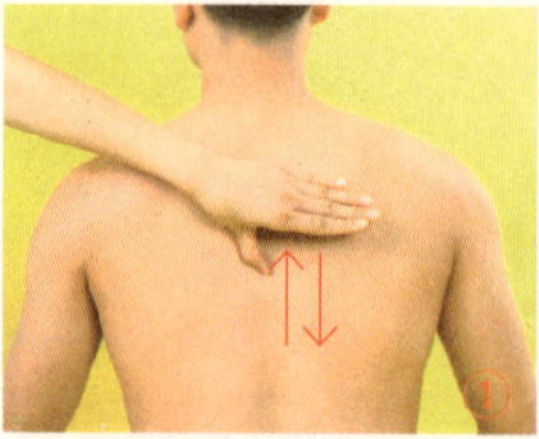


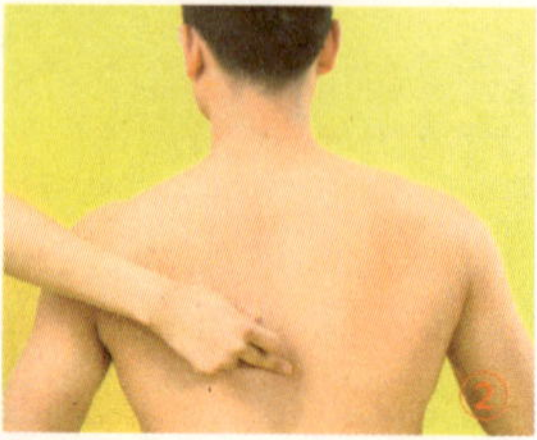


#### 操作步骤

先用一指禅推法在穴位上推1～2分钟，之后再用点法在穴位上点按100下左右，然后再用一指禅推法在穴位上放松半分钟即可。

| 手 法 | 时 间 | 力 度 |
|---|---|---|
| 1.一指禅推法<br>2.点法 | 15分钟左右 | 以能耐受为度 |

## 适应证

1 冠心病、心绞痛、胃痉挛等的急性发作。

2 上腹痛、腰背痛、肋间神经痛、胸胁胀满等疾病。

## 常用配伍

**胃痉挛** 常配合用梁丘穴、足三里穴

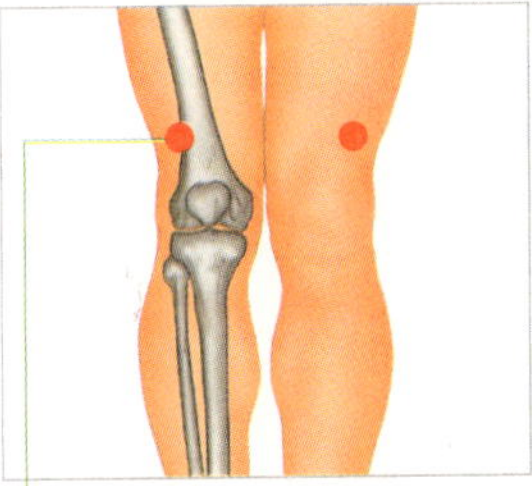

梁丘穴：屈膝或取端坐位，髌底外上缘上2寸，髌底外侧端与髂前上棘连线上。

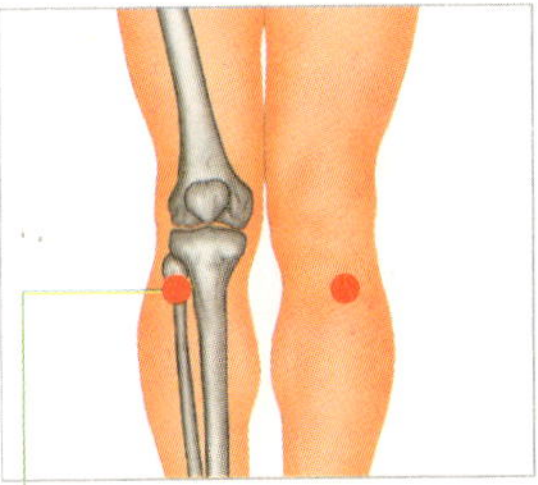

足三里穴：在小腿外侧，犊鼻穴下3寸，犊鼻穴与解溪穴连线上。

## 心绞痛 常配合用内关穴、心俞穴

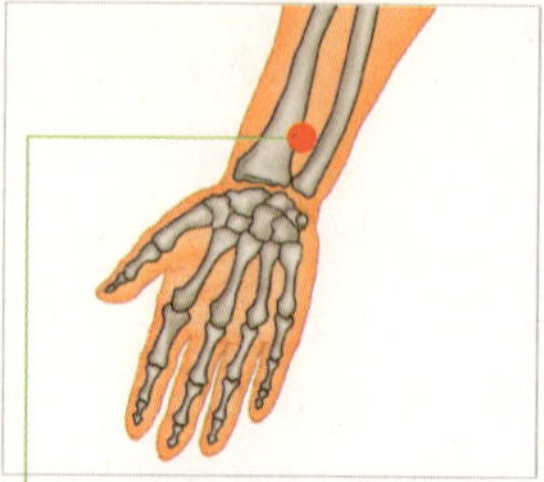

**内关穴：** 腕掌侧横纹上2寸，掌长肌腱与桡侧腕屈肌腱之间。

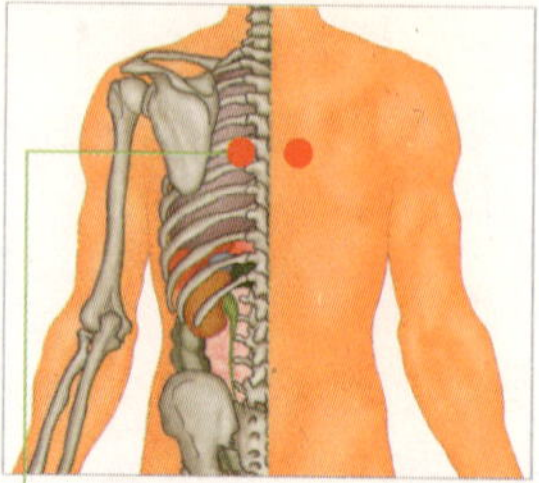

**心俞穴：** 在背部，第5胸椎棘突下，后正中线旁开1.5寸。

## 胸胁支满 常配合用期门穴、章门穴

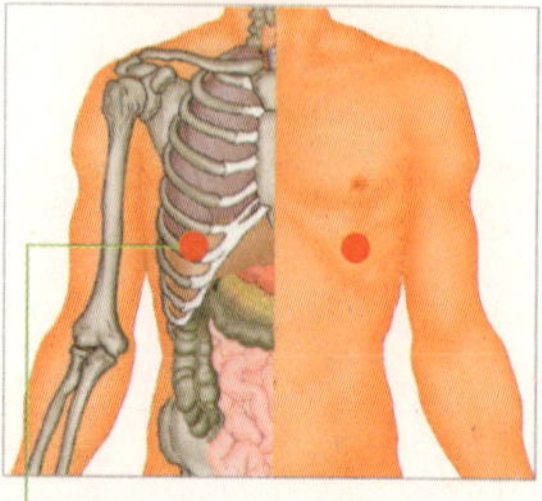

**期门穴：** 在胸部，第6肋间隙，前正中线旁开4寸。

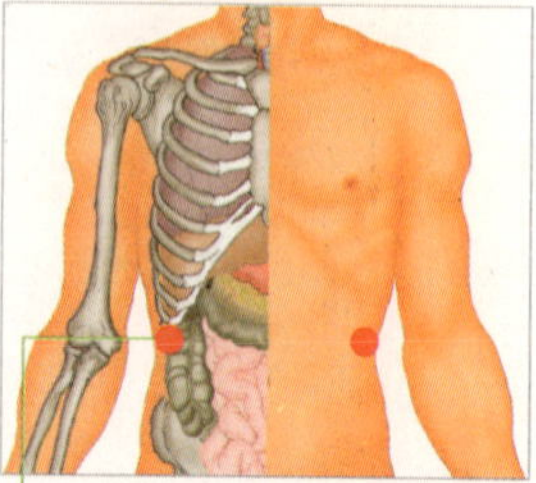

**章门穴：** 在侧腹部，第11肋游离端的下方。

## 艾灸

### 手法

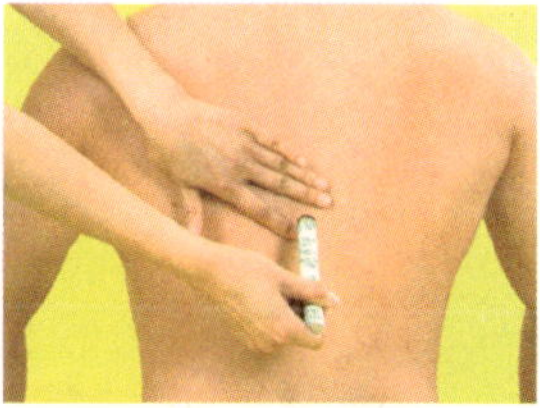

艾条温和灸：将艾条的一端点燃，对准穴位，距离皮肤2~3厘米进行熏灸，使被艾灸者有温热感而没有灼痛感为宜。进行操作的人应当把食指和中指分开，放在穴位的两侧，这样可以通过自己手指的感觉来感知被艾灸者的受热程度，防止烫伤。

### 操作步骤

用艾条温和灸的方法在穴位上熏灸，时间为10~15分钟。

| 手法 | 时间 | 温度 |
| --- | --- | --- |
| 艾条温和灸 | 10~15分钟 | 以背部有温热感为度 |

### 适应证

1. 胃寒引起的胃部厥冷、食欲缺乏。
2. 心阳虚引起的心肌缺血。
3. 腰背疼痛、胸痛。

## 常用配伍

**胃寒** 常配合用中脘穴

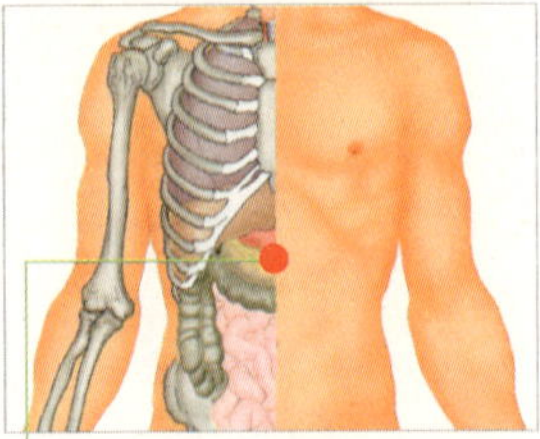

中脘穴：在上腹部正中线上，脐中上4寸。

**肢体问题** 常配合用气海穴

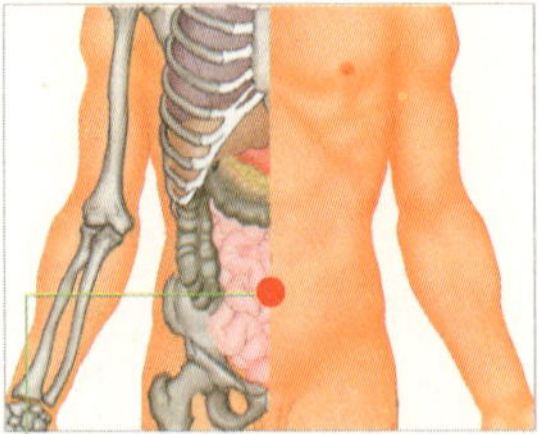

气海穴：在下腹部正中线上，脐中下1.5寸。

**心肌缺血** 常配合用巨阙穴

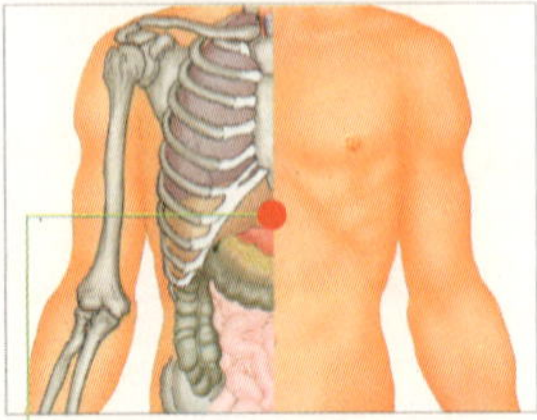

巨阙穴：在上腹部正中线上，脐中上6寸。

**胸肋支满** 常配合用期门穴

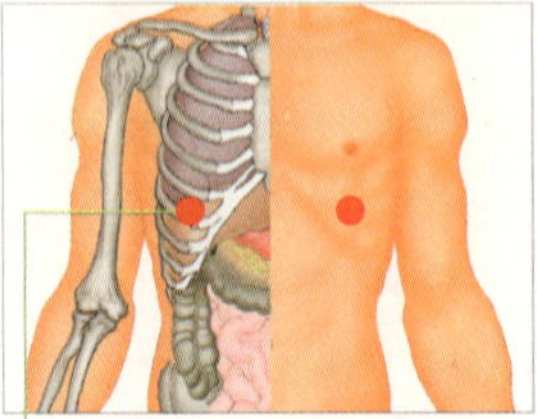

期门穴：在胸部，第6肋间隙，前正中线旁开4寸。

## 刺络、拔罐

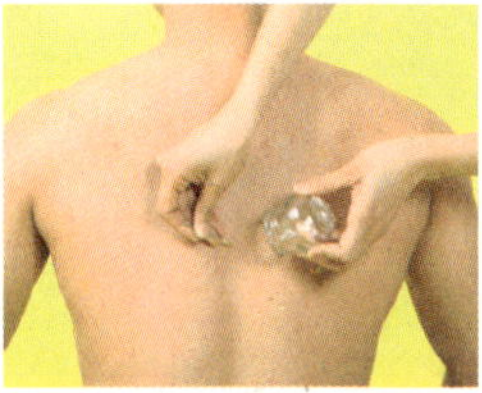

### 操作步骤

右手持三棱针对准穴位刺入0.3厘米左右立即出针，此为刺1个点，共刺3~5个点。然后点燃蘸了95%酒精的棉球，放进玻璃罐内，待罐中空气烧完，将罐放在穴位上即可。

| 手法 | 时间 | 力度 |
| --- | --- | --- |
| 1.点刺法<br>2.留罐法 | 每次留罐10~15分钟 | 以能耐受为度 |

### 适应证

胆道蛔虫病、黄疸等病症。

### 常用配伍

**黄疸** 常配合用胆俞穴

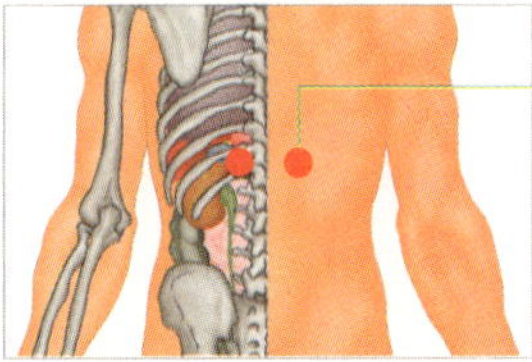

胆俞穴：在背部，第10胸椎棘突下，后正中线旁开1.5寸。

# 足三里穴

主治
腹泻/腰痛/两眼昏花

调理脾胃足三里，
补气壮阳无人比

《黄帝内经》说：“天枢以上，天气主之；天枢以下，地气主之；气交之分，人气从之。万物由之。”这个穴位可治疗腹部上、中、下三部的病症，所以称“三理”，因古代“里”和“理”通用，所以又叫“三里”。又因本穴在下肢，所以叫“足三里”。

**归属经脉** 足阳明胃经。

**主要功效** 调节阴阳，调理脾胃，补气壮阳。

**适用人群** 1.按摩足三里穴适合所有人。2.40岁以上的人可每天艾灸此穴，尤其是中老年人可使用艾灸法，时间在30分钟左右，长期坚持可起到很好的保健作用。40岁以下的人不宜艾灸。

**适用症状** 气虚体弱、阳气不足的人可以艾灸足三里穴。

## 标准定位与简易取穴

### 标准定位

在小腿前外侧，犊鼻穴下3寸，距离胫骨前缘旁开1横指（中指）。

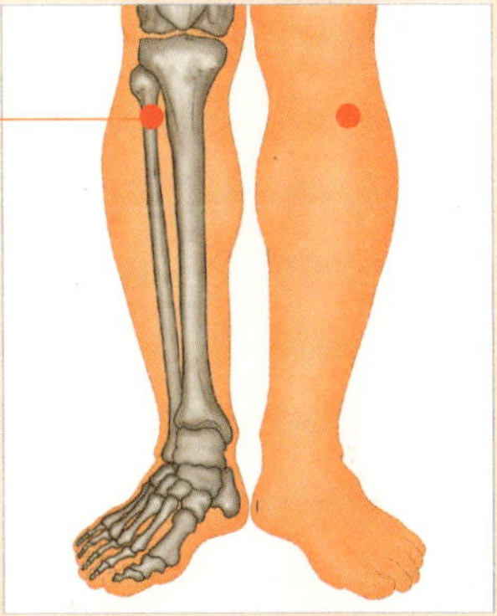

### 简易取穴

正坐屈膝，用手从膝盖正中往下摸取胫骨粗隆，在胫骨粗隆外下缘直下1寸处取穴。

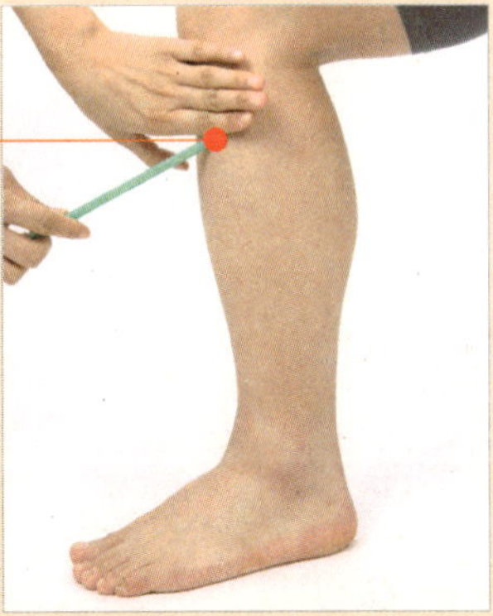

# 《经典实用养生法》

## 按摩

### 手法①

按揉法：将右手中、食两指的指腹放在穴位上，稍微用力，然后在穴位上做有一定渗透力的环形运动。

### 手法②

点法：把右手中指的指腹放在穴位上，然后用手腕发力，缓缓地在穴位上进行点按，力度要由小到大。

### 手法③

捶法：一手握拳，拳眼向外，在足三里穴处进行捶打。基本的方式是左拳捶右足三里穴，右拳捶左足三里穴，以捶打到小腿局部有酸胀感为宜。

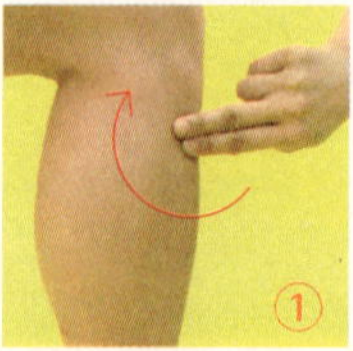


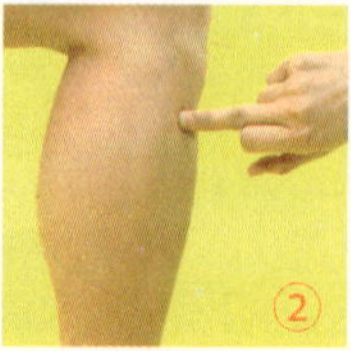


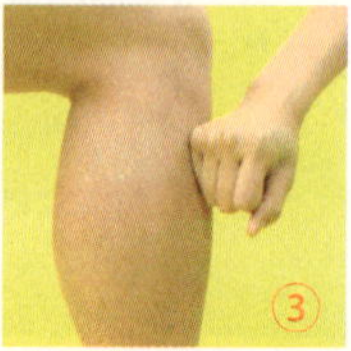

## 操作步骤

先用按揉法在穴位上按揉3分钟，再用点法点按150下左右，然后再用捶法轻捶50下。

| 手 法 | 时 间 | 力 度 |
| --- | --- | --- |
| 1.按揉法<br>2.点法<br>3.捶法 | 5～10分钟 | 稍微用力，以有明显的酸胀、发热感为度 |

## 适应证

1. 胃痛、腹泻、痢疾、便秘等各种消化系统疾病。
2. 膝盖痛、小腿肌肉酸痛等经脉的问题。

## 常用配伍

**增强体力** 常配合用关元穴

**下肢疼痛** 常配合用飞扬穴

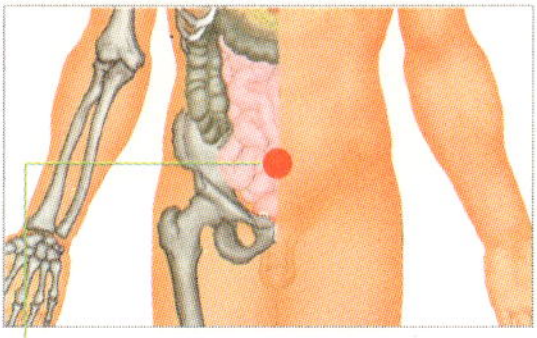

关元穴：肚脐下3寸（4横指宽）。

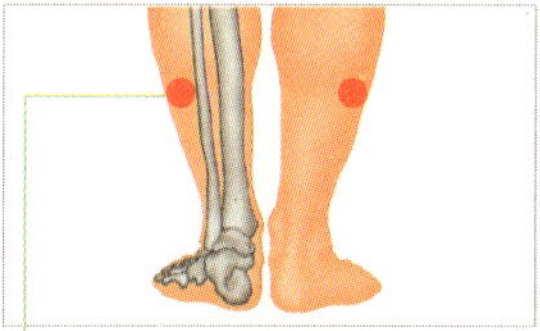

飞扬穴：在小腿后区，于昆仑直上7寸，腓肠肌外下缘与跟腱移行处。

**胃痛** 常配合用中脘穴

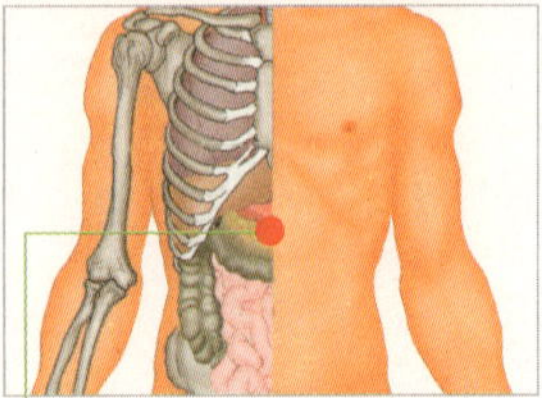

中脘穴：在上腹部正中线上，脐中上4寸。

**消化系统疾病** 常配合用脾俞穴

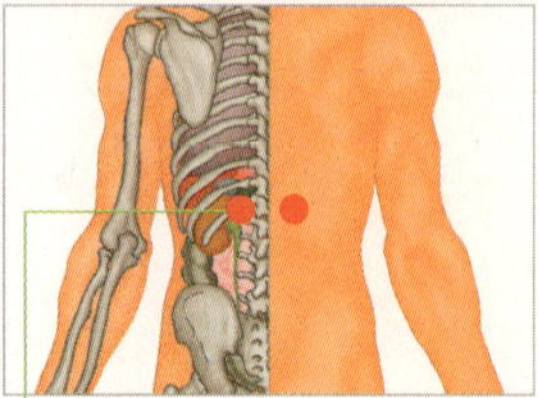

脾俞穴：在背部，第11胸椎棘突下，后正中线旁开1.5寸。

## 艾灸

### 手法

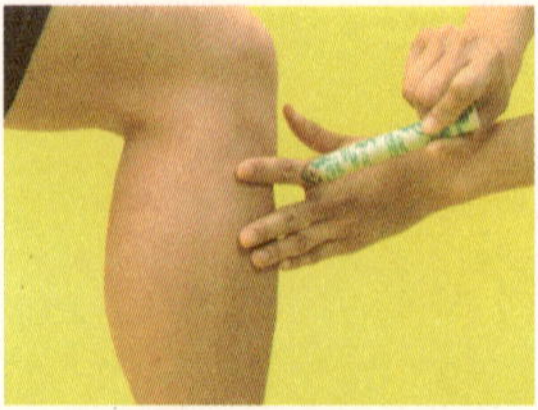

艾条温和灸：左手食、中两指放在足三里穴的两侧，右手持点燃的艾条，对着穴位皮肤进行熏灸，艾条和穴位皮肤之间的距离为3厘米左右。

### 操作步骤

用艾条温和灸的方法在穴位上熏灸，时间

为15～20分钟或者以被灸者感到明显的温热感为度。

| 手法 | 时间 | 温度 |
| --- | --- | --- |
| 艾条温和灸 | 15～20分钟 | 以被灸者感到明显的温热感为度 |

## 适应证

❶ 脾胃消化功能异常，主要包括食欲缺乏、食欲亢进等。

❷ 体质虚弱、容易生病、神情疲惫、精力不足者。

## 常用配伍

**脾胃功能出现异常** 常配合用中脘穴、胃俞穴

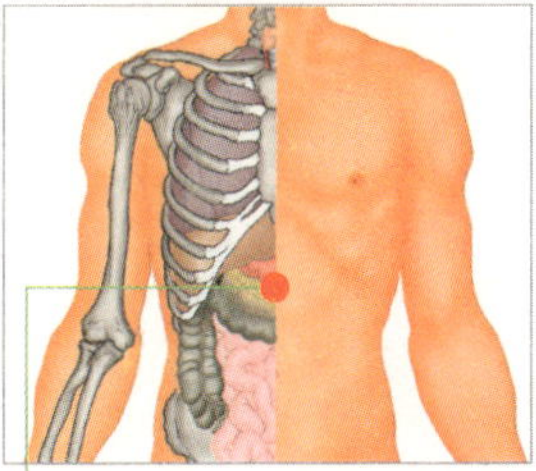

中脘穴：在上腹部正中线上，脐中上4寸。

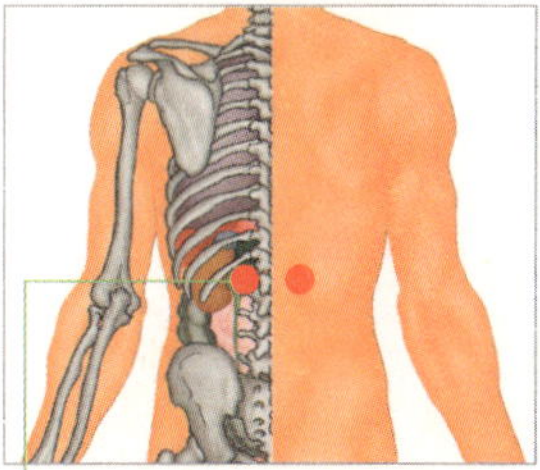

胃俞穴：在背部，第12胸椎棘突下，后正中线旁开1.5寸。

## 体质虚弱 常配合用关元穴、肾俞穴

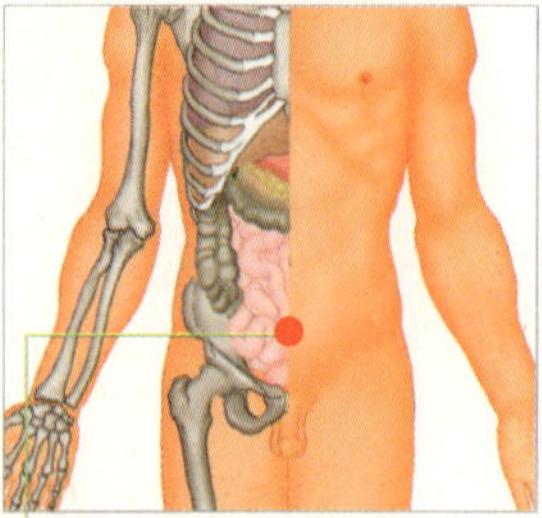

关元穴：肚脐下3寸（4横指宽）。

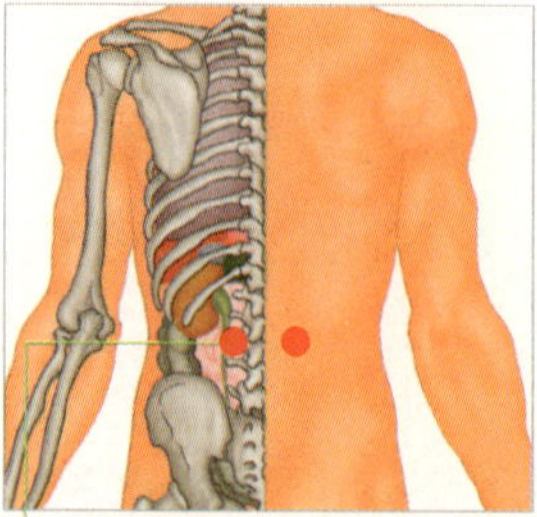

肾俞穴：在腰部，第2腰椎棘突下，后正中线旁开1.5寸。

## 补中益气 常配合用神阙穴、三阴交穴

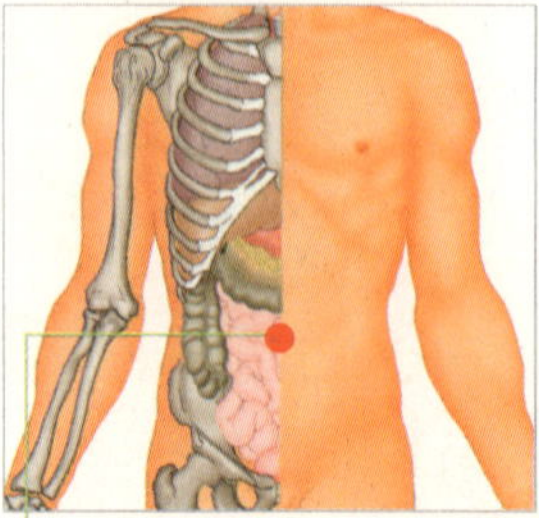

神阙穴：在腹中部，脐中央。

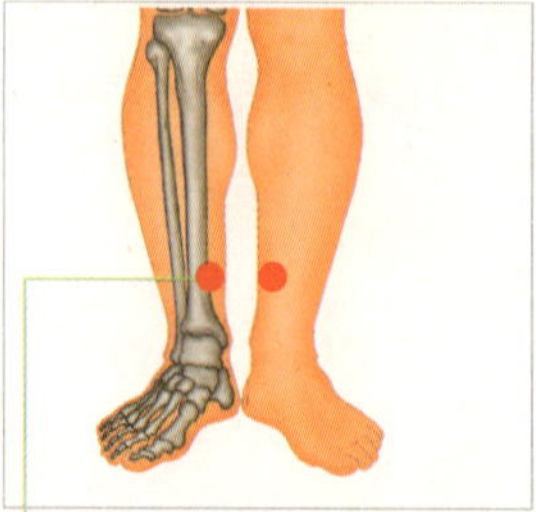

三阴交穴：在小腿内侧，内踝尖上3寸，胫骨内侧缘后方。

# 足三里穴巧治女性疾病

杨继洲在《针灸大成》中写道，明万历七年（1579年），行人（古代一官名）张靖宸的夫人出血不止，全身发热，骨头痛，而且烦躁不安。张大人请杨继洲来为夫人诊治。杨氏把脉时发现，张夫人脉象浮数、时有停顿。他分析，在这之前，夫人一定有过外感风寒，因为风寒化热，前面的大夫误用了寒凉清热的药物，所以导致中气大虚，从而引发了这一系列的症状。虽然疾病的原因是外感病没有彻底治好，但是现在最主要的问题是崩漏，如果崩漏不止住，阴液大伤，其他的问题解决起来也会变得很困难。于是他先用艾草在足三里穴给她进行艾灸，灸了十几壮，崩漏就基本止住了。然后，在此基础上，杨继洲又给她开了三服羌活汤，用来解决外感的问题。之后没几日，张夫人就彻底痊愈了。

# 阴陵泉穴

**主治** 水肿/湿疹/黄疸/牙龈出血

健运脾胃利水湿，阴陵亦祛妇科疾

这个穴位位于小腿内侧，胫骨内侧髁后下方凹陷处，如山陵阴面下面的深泉，所以简称为“阴陵泉”。这个穴位是脾经的合穴，所以健脾、祛湿的效果极佳，而且这个穴位位于下肢，“水曰润下”，所以此穴是全身的治水大穴。

**《归属经脉》** 足太阴脾经。

**《主要功效》** 健脾祛湿，补脾统血，清利湿热。

**《适用人群》** 1.按摩适合各个年龄段人使用。2.艾灸主要适合老年人使用。3.刮痧主要适用于年轻人。儿童和老年人一般不用刮痧法。

**《适用症状》** 1.脾气不足者适合按摩。2.脾阳不足者适合艾灸。3.湿热下注，包括黄疸、湿疹、白带异常、前列腺炎、阴囊潮湿者适合刮痧。

# 标准定位与简易取穴

## 标准定位

在小腿内侧，胫骨内侧髁下缘与胫骨内侧缘之间的凹陷中。

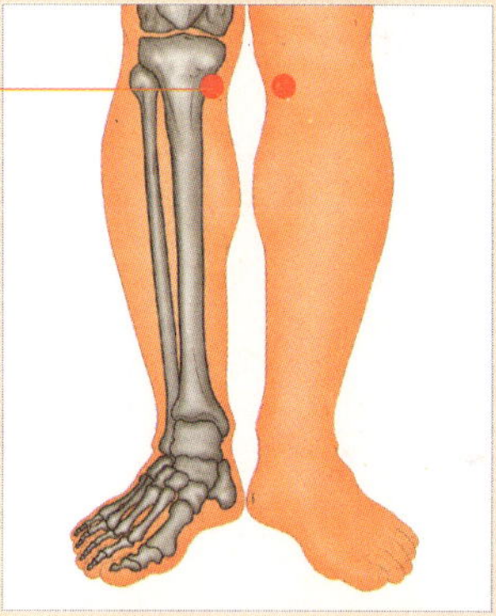

## 简易取穴

沿着小腿内侧的骨边向上推，推到推不动的地方就是这个穴位。

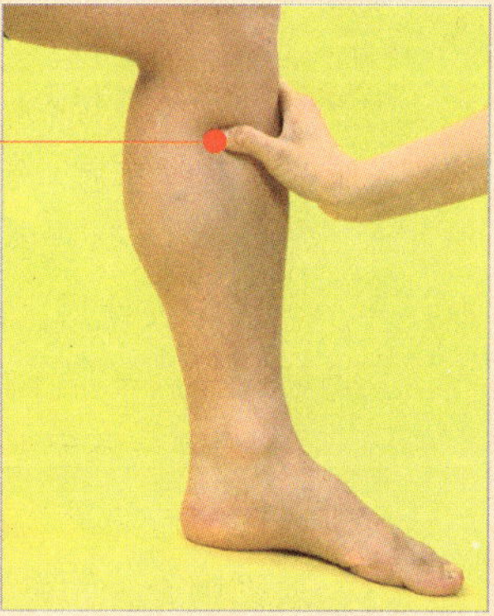

## 经典实用养生法

### 按摩

#### 手法1

按揉法：将右手中、食两指的指腹放在穴位上，垂直用力，带动穴位皮肤做有一定渗透力的顺时针运动，以穴位有酸胀感为宜。

#### 手法2

点法：把右手中指的指腹放在穴位上，用手腕发力，垂直地在穴位上进行点按，力度要由小到大。

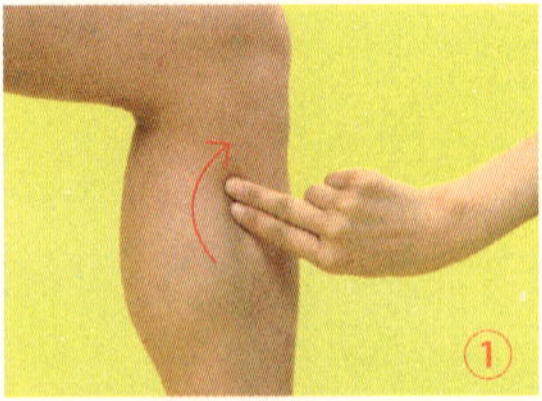


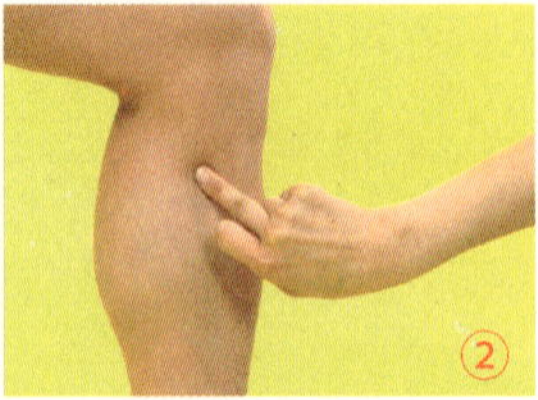


#### 操作步骤

先用按揉法在穴位上按揉3分钟，之后再用点法在穴位上点按100下左右，然后再用按揉法在穴位上放松半分钟即可。

| 手法 | 时间 | 力度 |
| --- | --- | --- |
| 1.按揉法<br>2.点法 | 10分钟左右 | 适中，以穴位有酸胀感为宜 |

## 适应证

此手法可以治疗脾气不足引起的各种症状。

## 常用配伍

**脾气不足** 常配合用脾俞穴、足三里穴

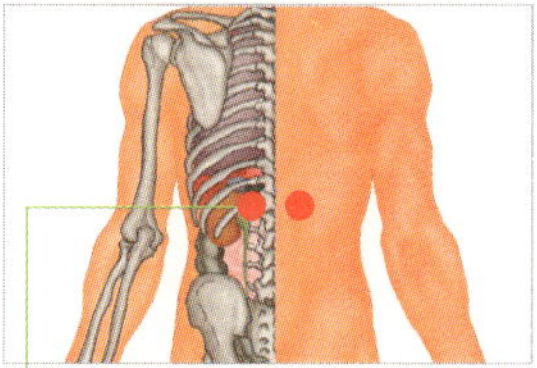

脾俞穴：在背部，第11胸椎棘突下，后正中线旁开1.5寸。

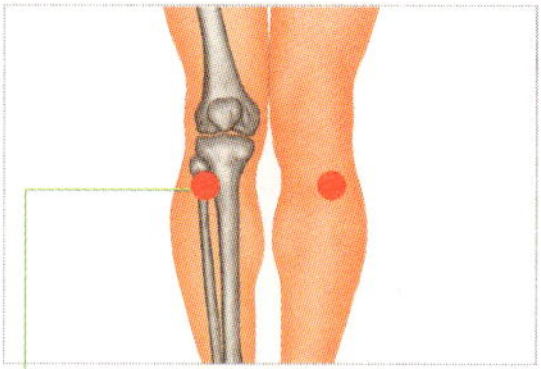

足三里穴：在小腿外侧，犊鼻穴下3寸，犊鼻穴与解溪穴连线上。

### 挖掘生活中的养生小智慧

脾气不足者在饮食上应多吃一些山药、薏苡仁等有健脾利湿作用的食物；少吃生冷、油腻、辛辣等难消化的食物。

# 艾灸

## 手法

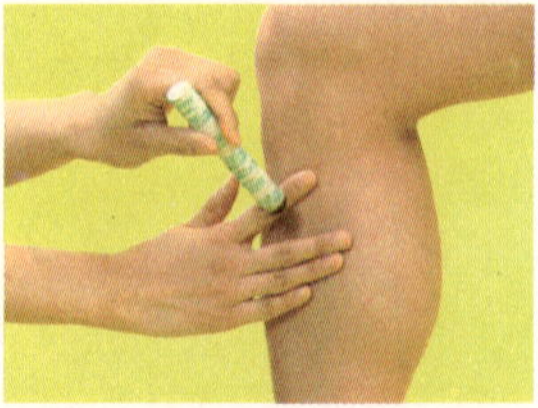

艾条温和灸：将艾条的一端点燃，对准穴位，距离皮肤2～3厘米进行熏灸，使被艾灸者有温热感而没有灼痛感为宜。进行操作的人应当把食指和中指分开，放在穴位的两侧，这样可以通过自己手指的感觉来感知被艾灸者的受热程度，防止烫伤。

## 操作步骤

用艾条温和灸的方法在穴位上熏灸，时间为15～20分钟，或者以被灸者感到温热舒服为度。

| 手 法 | 时 间 | 温 度 |
|---|---|---|
| 艾条温和灸 | 15～20分钟 | 以被灸者感到温热舒服为度 |

## 适应证

1. 脾阳不足引起的饮食不消化等症状。
2. 脾失健运引起的各种水湿内停的问题。
3. 下肢经脉痹阻等。

## 常用配伍

### 水湿内停 常配合用水分穴

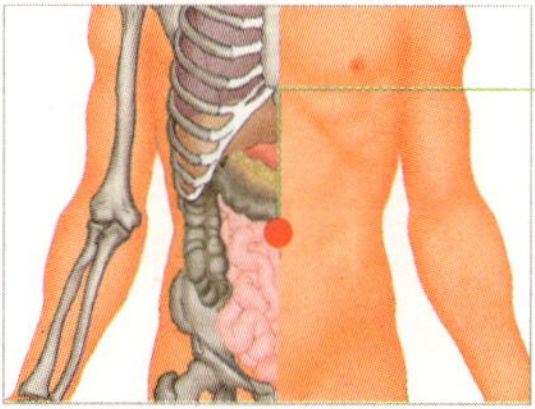

水分穴：在上腹部正中线上，脐中上1寸。

### 下肢冷痛 常配合用足三里穴

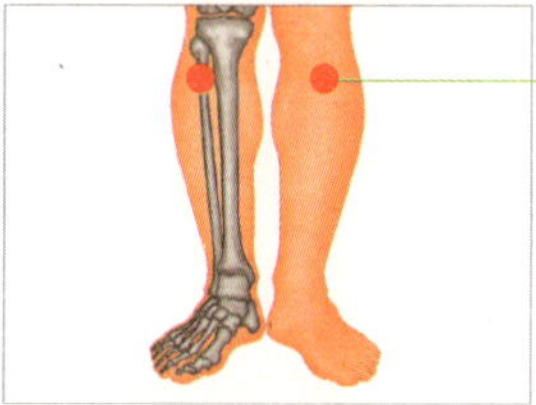

足三里穴：在小腿外侧，犊鼻穴下3寸，犊鼻穴与解溪穴连线上。

### 脾阳不足、脾不统血 常配合用脾俞穴

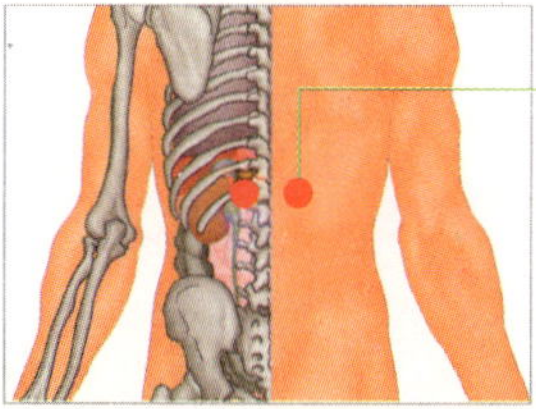

脾俞穴：在背部，第11胸椎棘突下，后正中线旁开1.5寸。

## 刮痧

### 操作步骤

先在穴位皮肤上抹上刮痧油，然后用刮痧板的一角由上向下地刮拭，直至出现痧点或者痧斑为止，力度不宜过重，以被刮痧的人能耐受为度。

| 手法 | 时间 | 力度 |
| --- | --- | --- |
| 角刮法 | 至出现痧点或痧斑为止 | 以能耐受为度 |

### 适应证

湿热蕴藉引起的妇科病和前列腺炎等男科疾病。

### 常用配伍

**黄疸** 常配合用胆俞穴

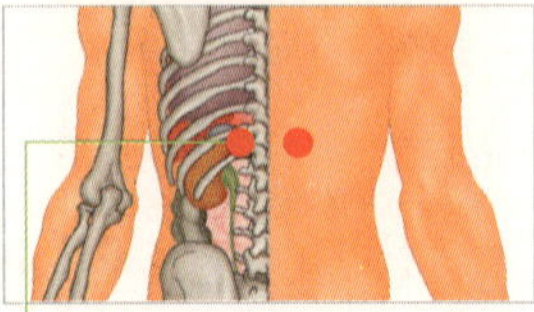

胆俞穴：在背部，第10胸椎棘突下，后正中线旁开1.5寸。

**湿疹** 常配合用血海穴

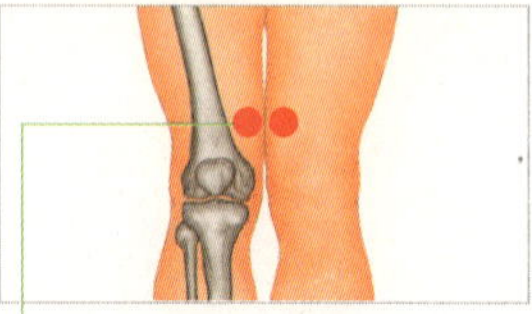

血海穴：在大腿内侧，髌底内侧端上2寸，股四头肌内侧头的隆起处。

# 阴陵泉穴治月经不调

一天，一位家长带着她的女儿来医院就诊。这个女孩读高中，她的月经每个月都会推迟10天以上，而且量特别多，颜色比较暗，还夹杂有血块。尤其是最近刚进入高三，学习压力加重，各种症状也加重了。

医生发现，这个姑娘的舌苔脉象都是一派水湿内盛的表现，于是就选用了艾灸的治疗方法，选择的穴位是气海穴、阴陵泉穴和三阴交穴这三个穴位。治疗了2周多，正好赶上她的经期，于是停了1周，等到她再来的时候，她很高兴地告诉医生，这一次的时间只推后了3天，而且量也不像以前那么多了。

医生按照同样的方法又继续治疗了1个月，之后2个月将艾灸的方法改成扎针，这样总共调理了3个月，这个姑娘的问题再也没复发。

# 血海穴

养血调经温肢冷，
补益通络祛疹风

主治
风疹/湿疹/膝关节痛/痛经

“海”，是指水会聚的地方。这个穴位能够治疗崩漏经带，以及男女各种血分的病症，把它比喻成治疗血分病症的大海，故名“血海”。而中医中又说，“血不利则为水”“血行风自灭”，所以这个穴位对于各种水湿风邪引起的问题也有很好的治疗效果。

**《归属经脉》** 足太阴脾经。

**《主要功效》** 通络止痛，补益气血，活血祛毒。

**《适用人群》** 1.儿童适合按摩的方法。2.老年人以艾灸为主，配合按摩的方法。3.青年人以刮痧为主，配合按摩的方法。

**《适用症状》** 1.气血亏虚者适合按摩。2.脾阳偏虚，还伴有经期小腹冷痛、手足冰凉者适合艾灸。3.严重的风毒及湿毒引发各种症状的人适合刮痧。

# 《标准定位与简易取穴》



## 标准定位

在大腿内侧，髌底内侧端上2寸，股四头肌内侧头的隆起处。

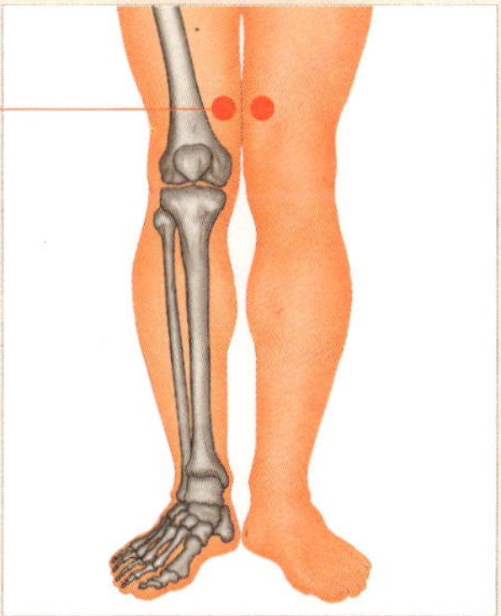

## 简易取穴

屈膝或端坐，另一个人以对侧手掌按于其髌骨上缘，2~5指向上伸直，拇指斜放约呈45°，拇指尖下即是。

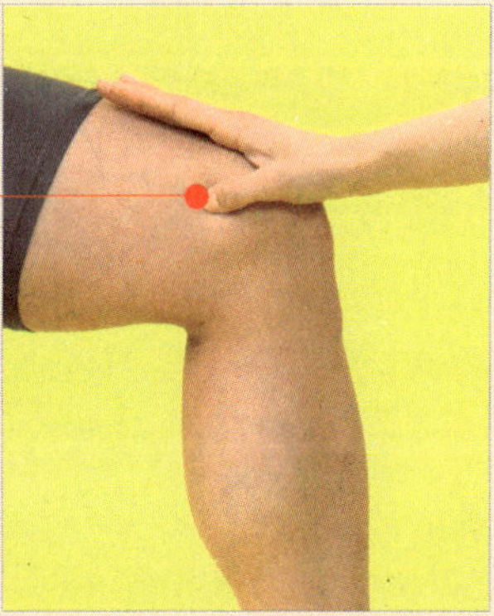

## 《经典实用养生法》

### 按摩

#### 手法❶

按揉法：将右手中、食两指的指腹放在血海穴上，稍微用力，在穴位上做有一定渗透力的环形运动，速度要慢，力度以受力者能耐受为度。

#### 手法❷

点法：把右手中指的指腹放在血海穴上，然后用手腕发力，缓缓地在穴位上进行点按，力度由小到大，以穴位有明显的酸胀感为度。

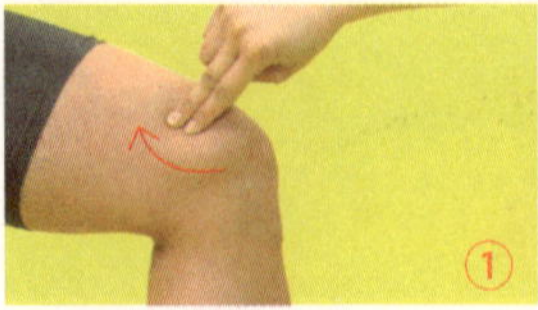

①

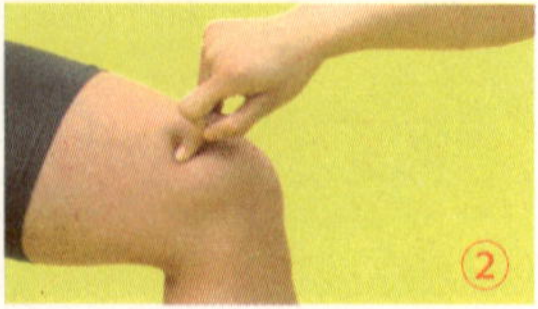

②

#### 操作步骤

先用按揉法在穴位上按揉5分钟，之后再用点法在穴位上点按100下左右，最后再用按揉法在穴位上放松半分钟即可。

| 手 法 | 时 间 | 力 度 |
|---|---|---|
| 1.按揉法<br>2.点法 | 15分钟左右 | 由小到大，以能耐受为度 |

## 适应证

❶ 脾虚引起的失眠、健忘、头晕、疲倦乏力、手足发麻、面色苍白或萎黄等症状。

❷ 血液不足引起的月经不调、痛经、闭经、崩漏等症状。

❸ 脉络痹阻不通或是经脉血虚失养等症。

❹ 风邪或湿邪入血引起的各种症状等。

## 常用配伍

**脾虚症状** 常配合用气海穴、足三里穴

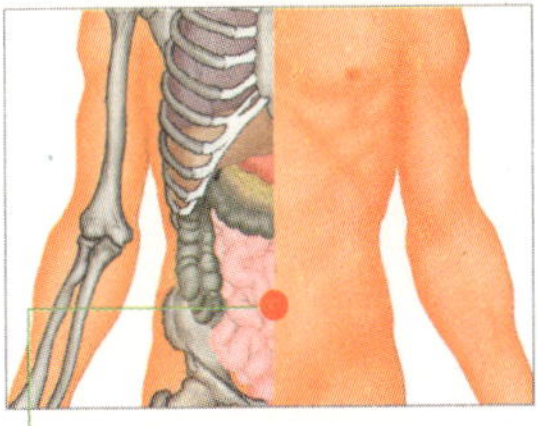

气海穴：在下腹部正中线上，脐中下1.5寸。

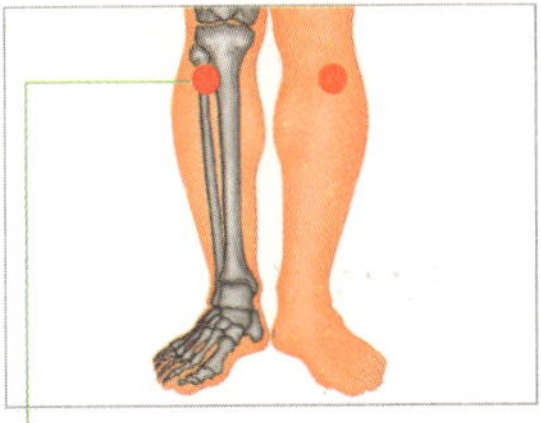

足三里穴：在小腿外侧，犊鼻穴下3寸，犊鼻穴与解溪穴连线上。

### 下肢不适 常配合用阴陵泉穴、阳陵泉穴

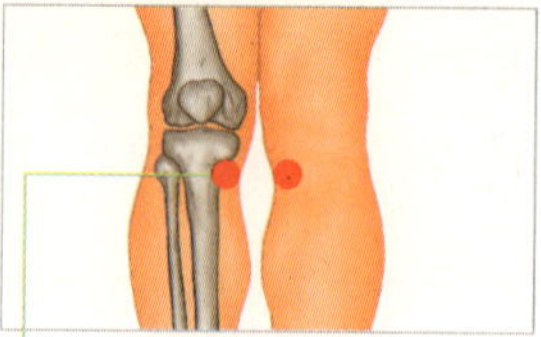

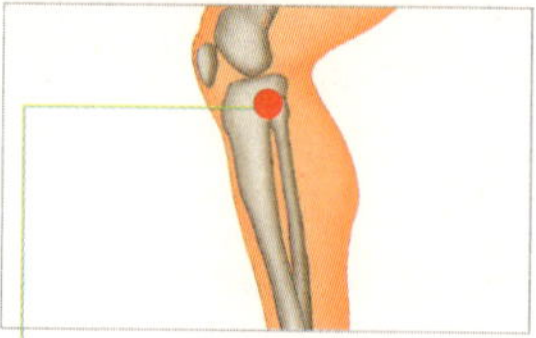

阴陵泉穴：在小腿内侧，胫骨内侧髁下缘与胫骨内侧缘之间的凹陷中。

阳陵泉穴：在小腿外侧，腓骨头前下方凹陷处。

### 血液不足 常配合用三阴交穴

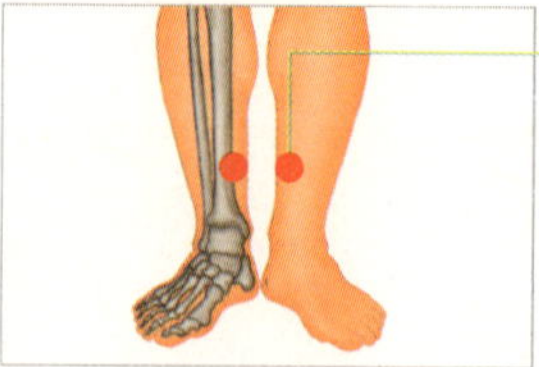

三阴交穴：在小腿内侧，内踝尖上3寸，胫骨内侧缘后方。

## 艾灸

### 手法

艾条温和灸：将左手食、中两指分开，分别放置血海穴的两侧，右手持点燃的艾条，对准穴位进

行艾灸，艾条和穴位皮肤距离2～3厘米，或根据皮肤温度适当调整。

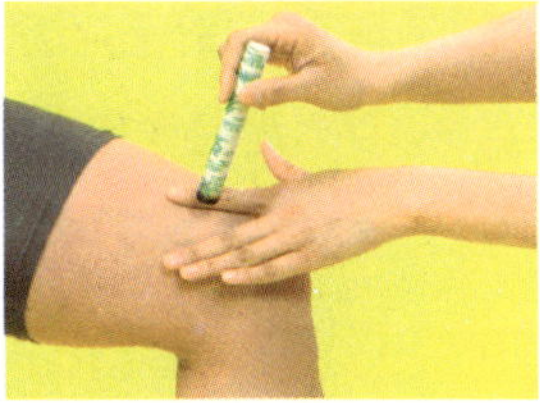

## 操作步骤

用艾条温和灸的方法在穴位上熏灸，时间为15分钟左右，或者以被灸者腿部有明显的温热感为度。

需要注意的是，在艾灸穴位的过程中要及时将灰掸落，并且不要用嘴去吹艾条，要让其自然燃烧。

| 手法 | 时间 | 温度 |
| --- | --- | --- |
| 艾条温和灸 | 15分钟左右 | 以被灸者腿部有明显的温热感，但没有产生灼伤感为度 |

## 适应证

1. 各种气血亏虚的症状。
2. 经期小腹冷痛、手足冰凉等症状。
3. 月经不调、痛经、下腹闷痛等。
4. 腿部水肿、脚麻等症状。

## 常用配伍

### 小腹冷痛 常配合用三阴交穴

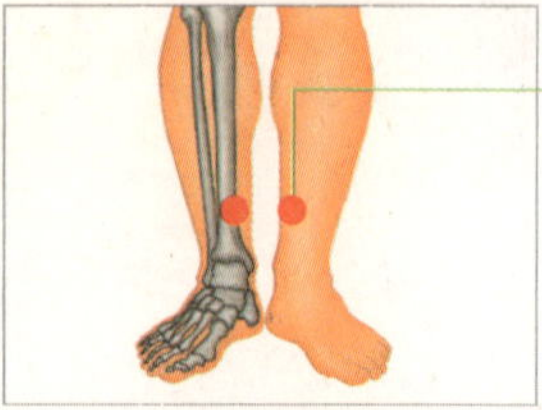

三阴交穴：在小腿内侧，内踝尖上3寸，胫骨内侧缘后方。

### 气血亏虚 常配合用气海穴、足三里穴

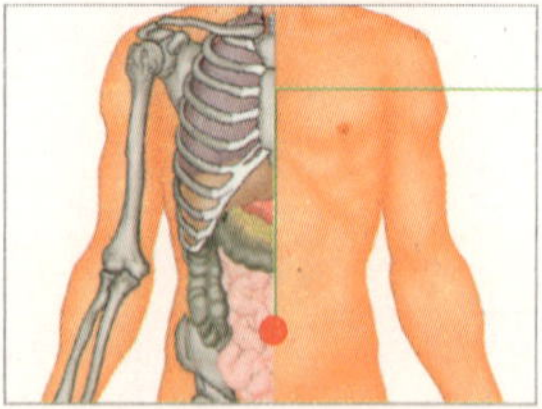

气海穴：在下腹部正中线上，脐中下1.5寸。

### 下肢痹痛 常配合用足三里穴

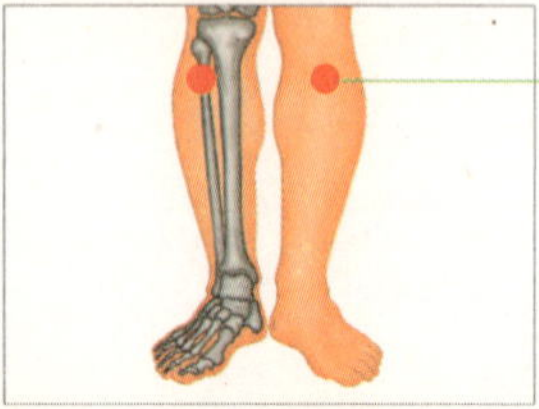

足三里穴：在小腿外侧，犊鼻穴下3寸，犊鼻穴与解溪穴连线上。

## 刮痧

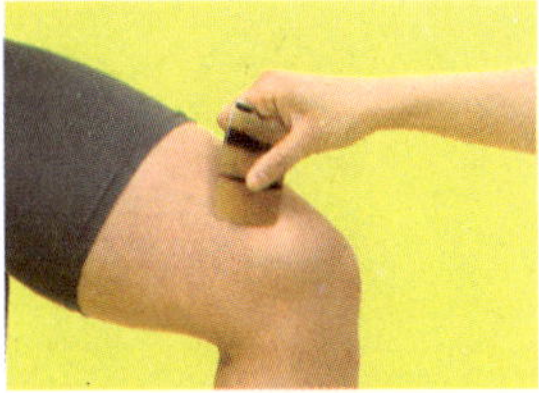

### 操作步骤

先在血海穴皮肤上抹上刮痧油，然后用刮痧板的一角在血海穴皮肤上做由前向后的刮拭，直至出现痧点或者痧斑为止。

| 手法 | 时间 | 力度 |
| --- | --- | --- |
| 角刮法 | 至出现痧点或者痧斑为止 | 以受力者能耐受为度 |

### 适应证

各种皮肤病等。

### 常用配伍

**皮肤病** 常配合用曲池穴

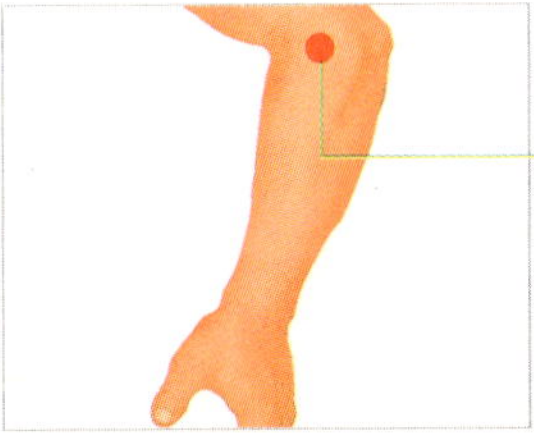

曲池穴：在肘横纹外侧端，屈肘，即尺泽与肱骨外上髁连线的中点。

# 委中穴

主治

腰背痛/腿痛/中暑/呕吐/腹泻

舒筋通络寻委中，清热活血疗效好

委，委顿、委屈的意思，突然点这个穴位，可以使人双腿无力，立即跪倒，呈委屈之状，《黄帝内经·灵枢》中说“委而取之”就是这个意思，再加上这个穴位又在腘窝的正中，所以综合起来，就称为“委中”。

《归属经脉》足太阳膀胱经。

《主要功效》舒筋通络，清热凉血，活血散瘀。

《适用人群》青年人和中老年人以及儿童均适合使用。

《适用症状》1.按摩法适用于身体较弱、常有腰酸背痛的人。2.刺络拔罐适用于比较壮实、容易上火的人。3.有些孩子容易高热，可以配合在委中用点刺法。

# 标准定位与简易取穴

## 标准定位

位于腘窝横纹正中，股二头肌腱与半腱肌肌腱的中间。

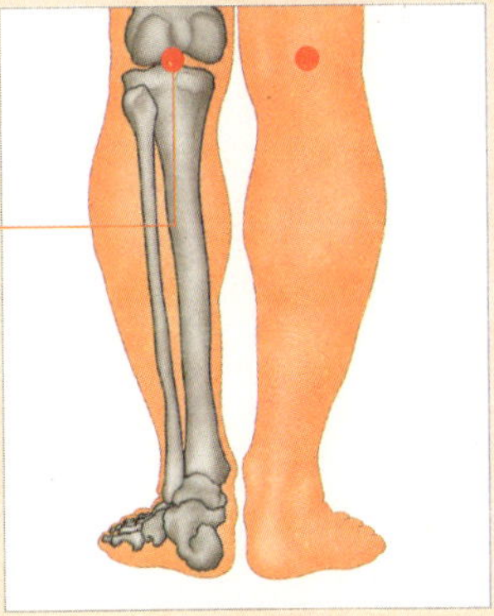

## 简易取穴

屈膝时，膝关节后侧也就是腘窝的位置出现横纹，而横纹的中点就是这个位置。

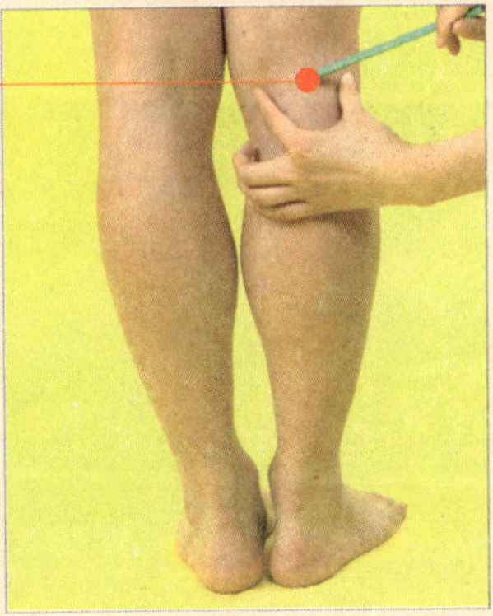

## 《经典实用养生法》

### 按摩

#### 手法❶

叩击法：叩击法操作时以腕部活动带动手部叩击，快速有节奏，用力有弹性，力度以受力者能忍受为度。

#### 手法❷

按揉法：将右手食、中两指并拢，将指腹放在穴位皮肤上，以适当的力度按压穴位，然后带动穴位皮肤做缓慢的逆时针运动，以穴位有明显的酸胀感为宜。

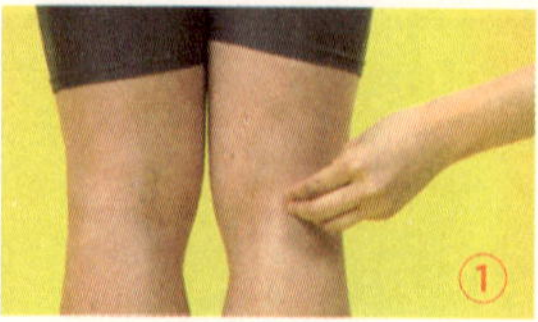


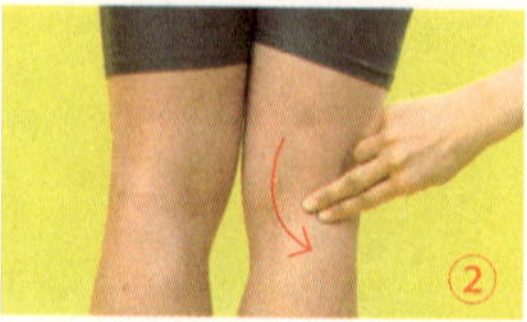


#### 手法❸

擦法：五指并拢，用左手小鱼际着力于穴位皮肤上，然后在穴位皮肤上来回地做小幅度快速摩擦，直到穴位皮肤发热发红为止。

## 操作步骤

先用按揉法在穴位上按揉3分钟，然后再使用叩击法叩击150下，或用擦法摩擦到委中皮肤发红发热，最后用按揉法在穴位上放松半分钟。

| 手法 | 时间 | 力度 |
|---|---|---|
| 1.按揉法<br>2.叩击法（或擦法） | 30分钟 | 轻柔，缓缓加力 |

## 适应证

由各种原因引起的腰痛、背痛、腿痛等。

## 常用配伍

腰痛 常配合用肾俞穴、大肠俞穴

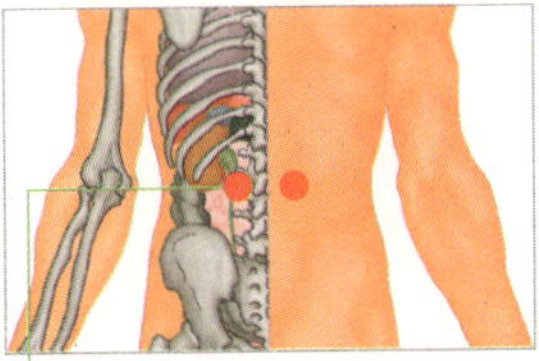

肾俞穴：在腰部，第2腰椎棘突下，后正中线旁开1.5寸。

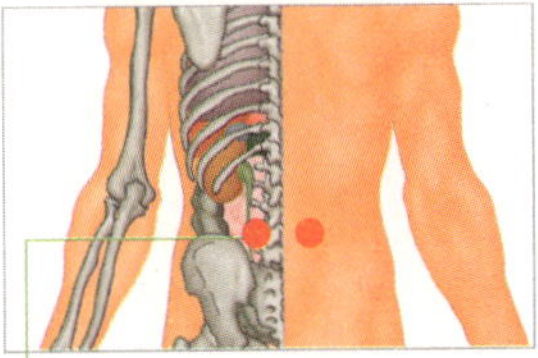

大肠俞穴：第4腰椎棘突下，后正中线旁开1.5寸。

## 腿痛 常配合用承山穴、阳陵泉穴

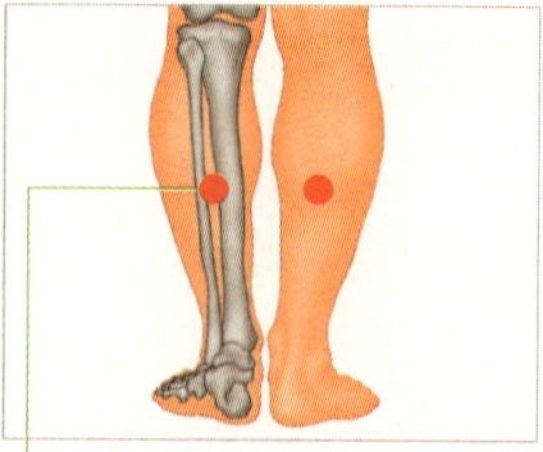

承山穴：在小腿后面正中，委中与昆仑之间，伸直小腿，腓肠肌肌腹下出现尖角凹陷处。

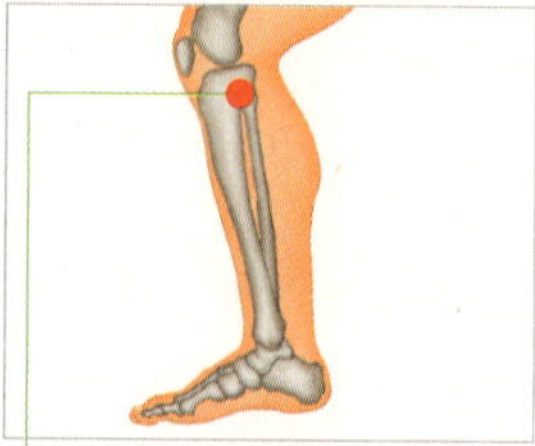

阳陵泉穴：在小腿外侧，位于腓骨头前下方凹陷处。

## 背痛 常配合用至阳穴、天宗穴

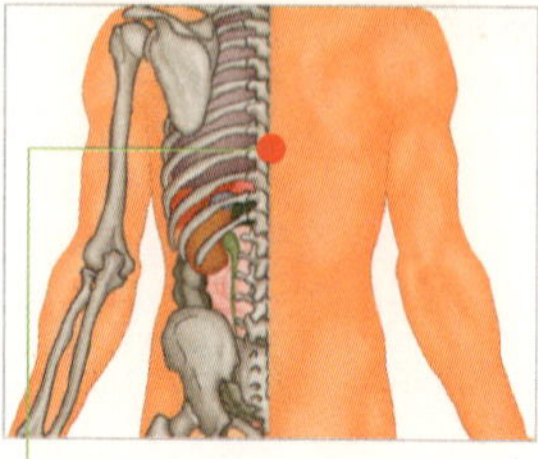

至阳穴：在背部，后正中线上，第7胸椎棘突下凹陷中。

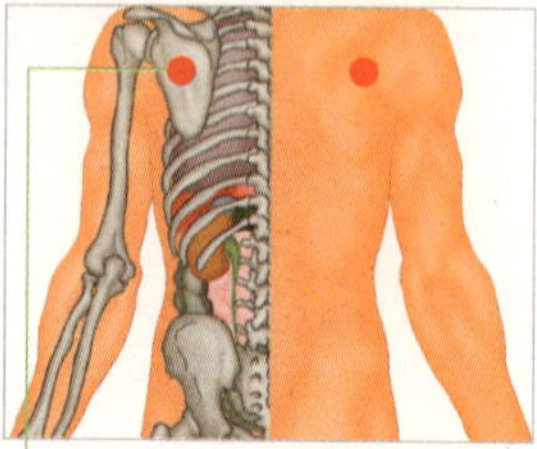

天宗穴：在肩胛区，冈下窝中央凹陷处，与第4胸椎平齐。

## 刺络、拔罐

### 操作步骤

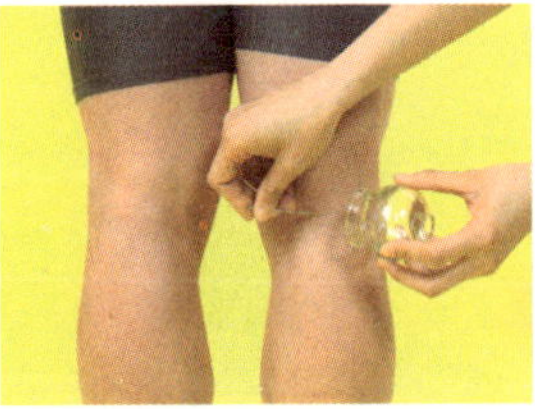

穴位皮肤常规消毒后，右手持三棱针对准穴位迅速刺入0.3厘米左右立即出针，此为刺1个点，共刺3～5个点即可。然后点燃蘸了95%酒精的棉球，放进玻璃罐内，停顿1～2秒，待罐中空气烧完，将罐放在穴位上即可，以受力者能耐受为度。

| 手法 | 时间 | 力度 |
| --- | --- | --- |
| 1.点刺法<br>2.留罐法 | 根据出血量决定留罐时间，一般每次留罐10～15分钟 | 以能耐受为度 |

### 适应证

1. 热入营血引起的寒战、发热、咽喉肿痛、疮疖、面色红赤、皮肤紫瘢，甚至牙龈出血、鼻出血等状况。
2. 湿热引起的皮肤瘙痒、湿疹、皮炎、皮肤癣、下肢肿胀，以及各种妇科问题。

## 常用配伍

**高热** 常配合用大椎穴

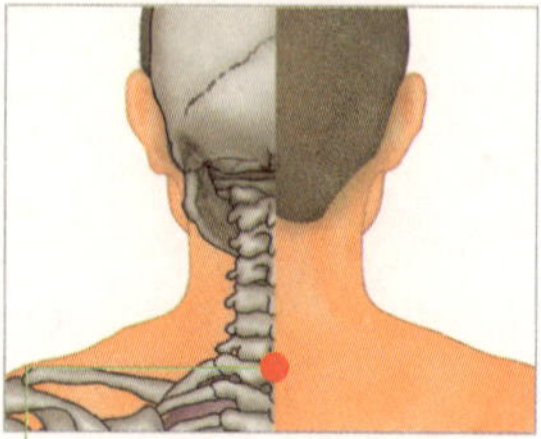

大椎穴：在背部后正中线上，第7颈椎棘突下凹陷中。

**热入营血** 常配合用心俞穴

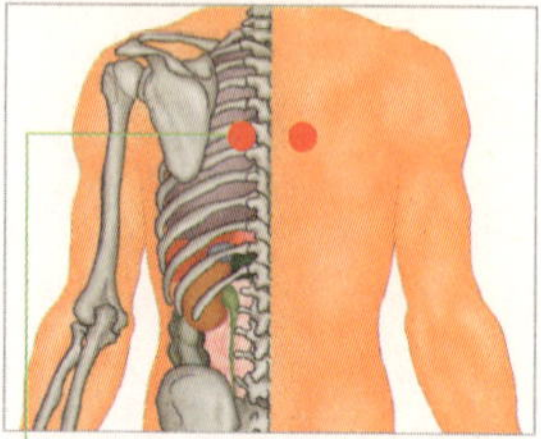

心俞穴：在背部，第5胸椎棘突下，后正中线旁开1.5寸。

**神昏中暑** 常配合用十宣穴、水沟穴

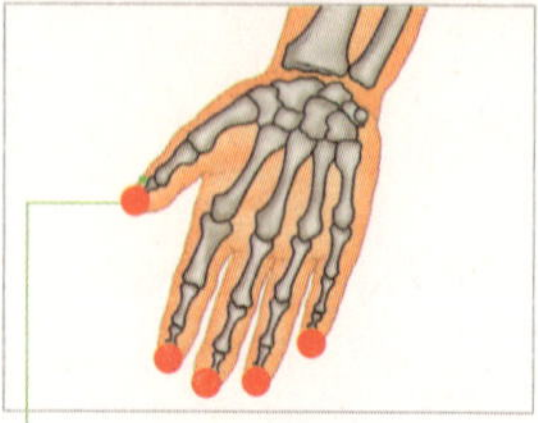

十宣穴：在手指，10指尖端，距指甲游离缘0.1寸，一手5穴，共10穴。

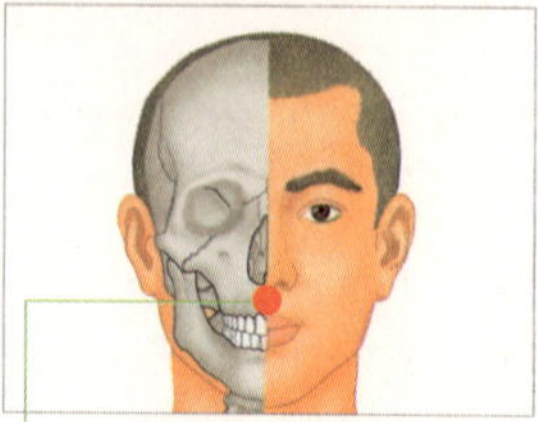

水沟穴：在面部，水沟的上1/3与中1/3交点处。

**湿热症状** 常配合用血海穴

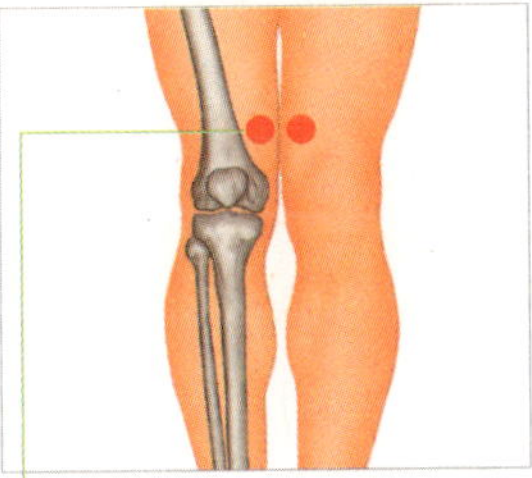

血海穴：在大腿内侧，髌底内侧端上2寸，股四头肌内侧头的隆起处。

**急性扭伤** 常配合用后溪穴

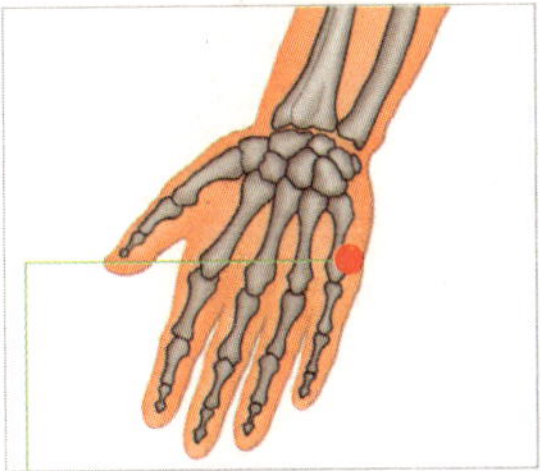

后溪穴：在第5掌指关节尺侧后的掌指横纹头赤白肉际凹陷中。

## 挖掘生活中的养生小智慧

1. 有热入营血症状者平时应少吃辛辣食物，多吃蔬菜、水果以及银耳等滋阴的食物；饮食宜清淡，忌腥膻发物；可以配合至宝丹及紫雪丹。
2. 有湿热症状者平时多吃薏苡仁等清湿热的食物；多运动，帮助排出湿热之邪；少吃鸡汤、甲鱼及酒等易加重体内湿热的食物。

# 梁丘穴

主治 胃痛/消化不良/肠痉挛

健胃消食止痉挛，脾胃疾病用梁丘

这个穴位在膝关节上方，两筋之间，屈膝取穴。屈膝时，穴下的骨头像横着的小梁，肌肉像鼓起的小丘，所以这个穴叫做“梁丘”。这个穴位是足阳明胃经的郄穴，对于胃的各种急症，如急性胃痛、胃痉挛等都有快速缓解的作用。

**归属经脉** 足阳明胃经。

**主要功效** 健胃消食，缓急止痛，疏通经络。

**适用人群** 儿童和年轻人。

**适用症状** 1.少气懒言、形体瘦弱、面色苍白或面色萎黄等脾胃虚弱者。2.肠胃挛急者。3.食欲缺乏、呕吐清水、胃中经常有振水感、大便稀溏，甚至有消化不良等脾阳不足的人。

## 标准定位与简易取穴

### 标准定位

屈膝或取端坐位，髌底上2寸，髌底外侧端与髂前上棘连线上。

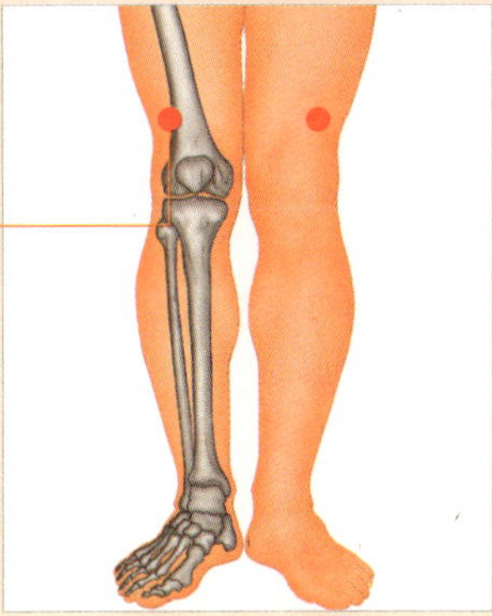

### 简易取穴

大腿外侧，髌底外上缘上约3横指。

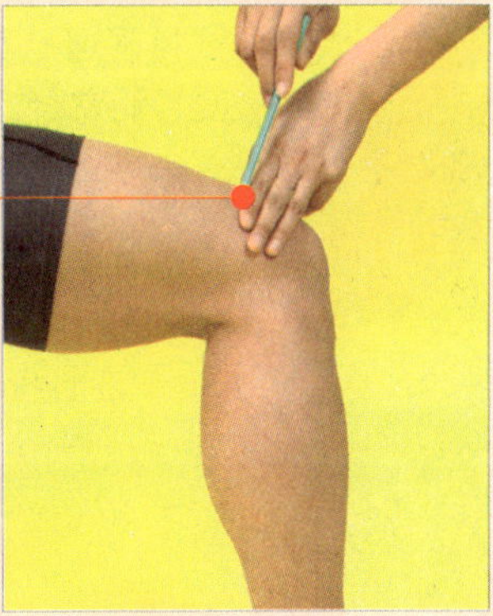

# 《经典实用养生法》

## 按摩

### 手法1

按揉法：将右手的中、食两指的指腹放在梁丘穴上，由轻到重用力，然后在穴位上做有一定渗透力的环形运动，运动的速度要慢，以穴位产生强烈的酸胀感为度。

### 手法2

点法：把右手中指的指腹放在梁丘穴上，然后用手腕发力，缓缓地在穴位上进行点按，力度由小到大，以穴位产生酸胀感并向上传导为度。

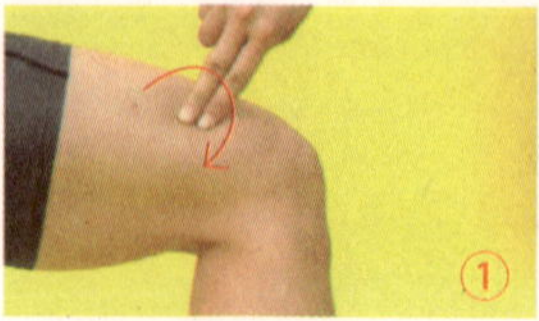


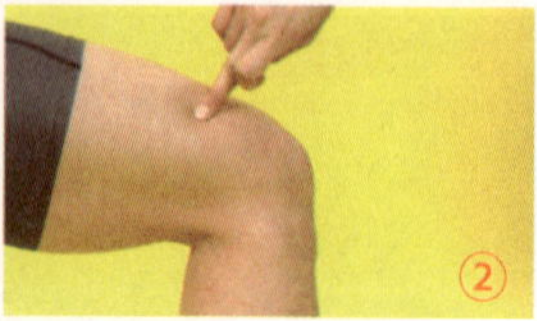


### 操作步骤

先用按揉法在所选的穴位上轻揉3分钟，之后再用中指点法在穴位上点按150下左右，最后再用按揉法在穴位上放松半分钟即可。

| 手法 | 时间 | 力度 |
| --- | --- | --- |
| 1.按揉法<br>2.点法 | 15分钟左右 | 由小到大，以产生酸胀感为度 |

## 适应证

❶ 脾胃虚弱引起的各种症状，如腹胀、胃酸分泌过多等。

❷ 急性胃痛、肠痉挛。

❸ 经脉不畅或者脑卒中后引起的各种问题等。

❹ 膝盖冷痛、坐骨神经痛。

## 常用配伍

**脾胃虚弱** 常配合用足三里穴、中脘穴

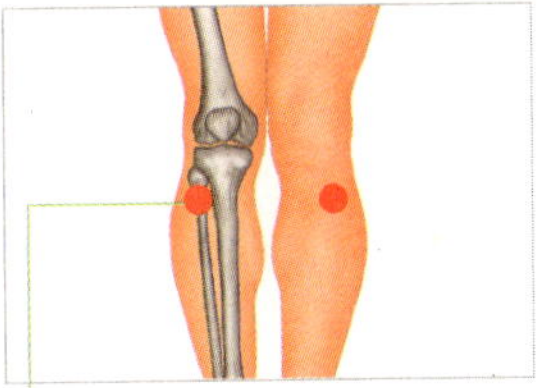

足三里穴：在小腿外侧，犊鼻穴下3寸，犊鼻穴与解溪穴连线上。

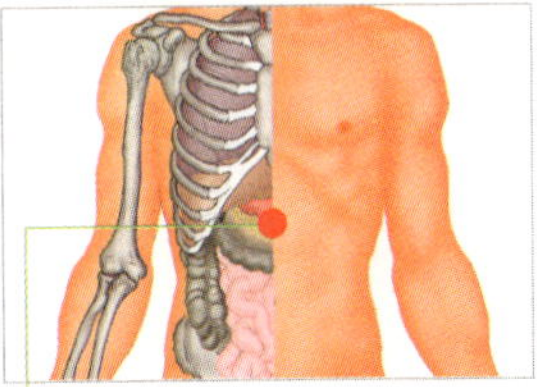

中脘穴：在上腹部正中线上，脐中上4寸。

## 急性胃痛 常配合用内关穴、至阳穴

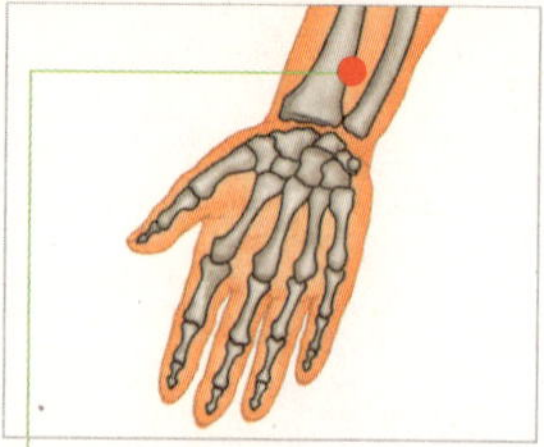

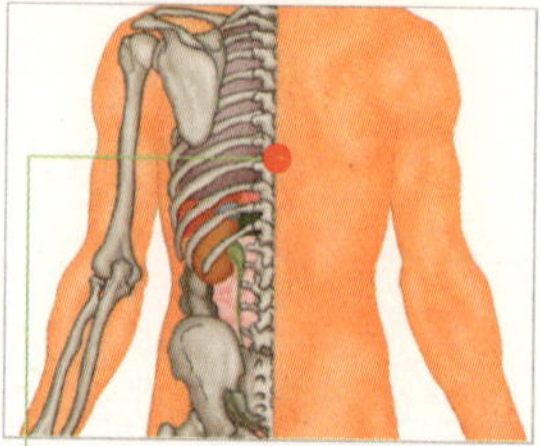

内关穴：腕掌侧横纹上2寸，掌长肌腱与桡侧腕屈肌腱之间。

至阳穴：在背部，后正中线上，第7胸椎棘突下凹陷中。

## 下肢痹痛 常配合用风市穴、阳陵泉穴

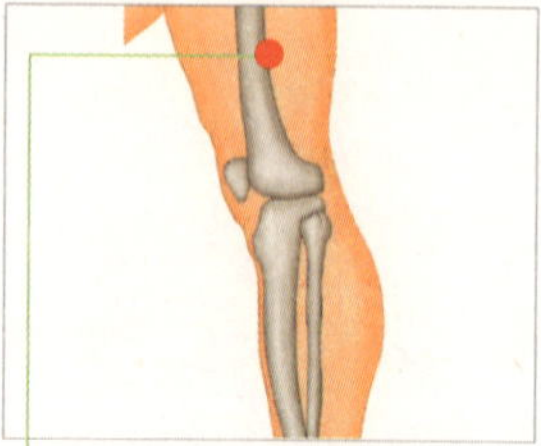

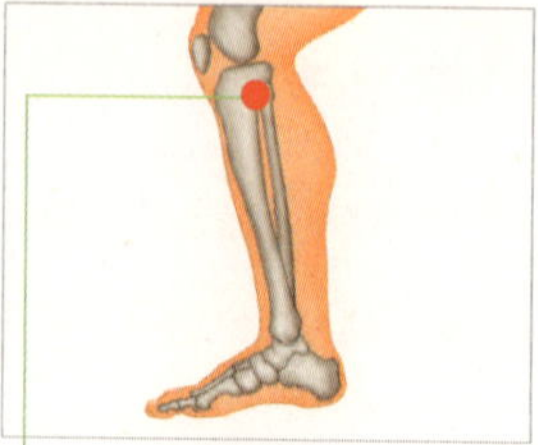

风市穴：在大腿外侧部中线上，横纹上7寸，股外侧肌与股二头肌之间。

阳陵泉穴：在小腿外侧，位于腓骨头前下方凹陷处。

## 刮痧

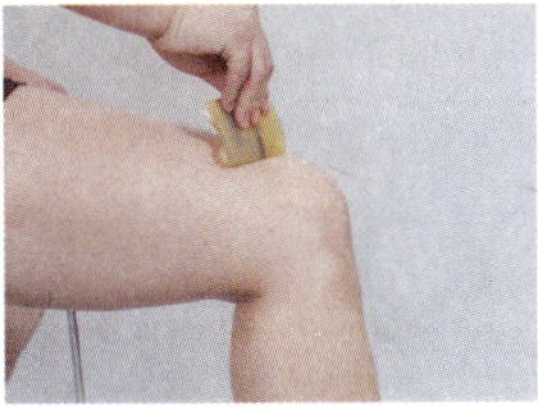

### 操作步骤

在此穴位的皮肤上抹上刮痧油，先用刮痧板的一边在梁丘穴皮肤上下刮拭5~10下，然后用刮痧板的一角在穴位皮肤上做重点刮拭，直至出现痧点或者痧斑为止。

| 手法 | 时间 | 力度 |
| --- | --- | --- |
| 1.边刮法<br>2.角刮法 | 至出现痧点或痧斑为止 | 以能耐受为度 |

### 适应证

胃痛、恶心、呕吐、肥胖。

### 常用配伍

**恶心呕吐** 常配合用内关穴

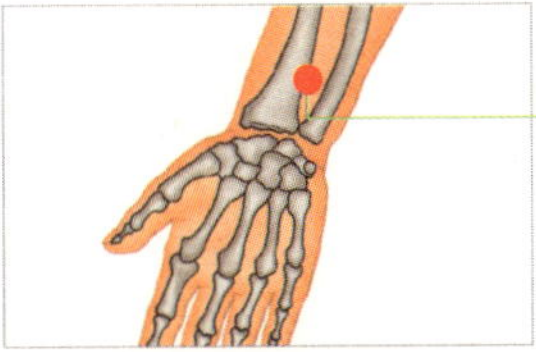

内关穴：腕掌侧横纹上2寸，掌长肌腱与桡侧腕屈肌腱之间。

## 胃痛 常配合用足三里穴、中脘穴

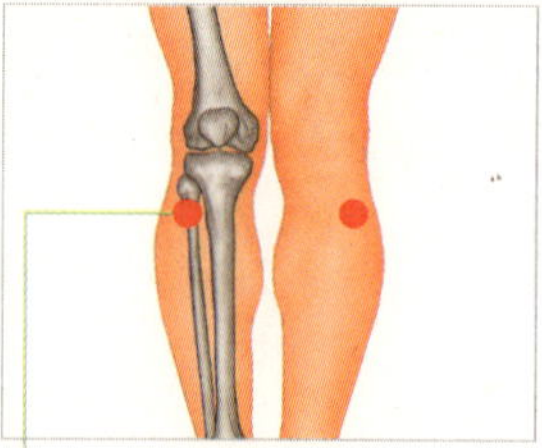

足三里穴：在小腿外侧，犊鼻穴下3寸，犊鼻穴与解溪穴连线上。

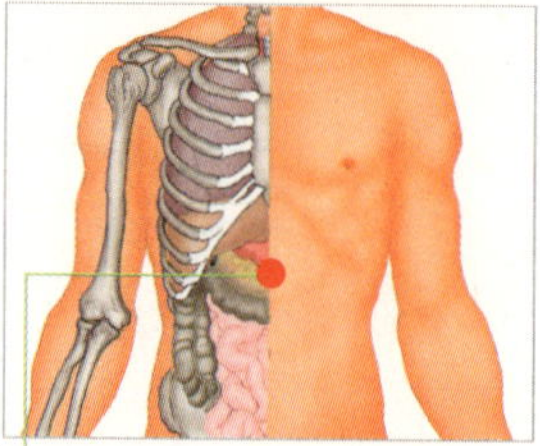

中脘穴：在上腹部正中线上，脐中上4寸。

### 挖掘生活中的养生小智慧

1. 长期刺激此穴可有效地预防脂肪的堆积。
2. 脾胃虚弱者应饮食清淡，忌食辛辣、油腻、生冷等不易消化的食物；多吃小米、山药等有健脾作用的食物；多喝汤粥。
3. 急性胃痛者可以适当饮用热的红糖水。
4. 使用梁丘穴进行急性止痛时应当注意，按摩只能起到一定的缓解作用，使病情暂时固定下来，当疼痛止住之后，应当立即将患者送到医院进行治疗。

# 梁丘穴治胃痛

一个小姑娘在乘坐火车时突发胃痛，当时车厢里正好有一位医生。医生看到小姑娘侧着身子躺着，弓着腰，手捂着肚子，面色苍白，额头上还渗着汗珠儿，旁边还有一些清稀的呕吐物。医生分析小姑娘应该平时身体就比较虚弱，肠胃也不大好，今天赶火车，估计是没吃东西，上了车又喝了点凉东西，周围空气又不好，大家这么一挤，她身体就不舒服了。

于是，医生把小姑娘的裤腿撩起来，露出膝盖上面的部位，然后用手当针，在她两边的梁丘穴上使劲地按压。过了一会儿，小姑娘就慢慢地开口说话了，并感觉好一点了，不像刚才那么痛了。然后医生又让乘务员帮忙接了一杯热水，让她趁热喝下去，又给她继续按压穴位，这样按了大概有半个多小时，小姑娘就好多了。

# 丰隆穴

主治 腹胀/便秘/癫痫/头痛

清热化痰止咳嗽，消食健胃是一绝

“丰隆”是雷神的名字。这个穴位能清除一切痰饮及一切令人昏蒙不清的东西，就像惊雷能够冲破云层一样，所以中医就把这个穴位比喻成惊雷，因而用雷神的名字“丰隆”来为它命名。这个穴能够调动胃气，祛除痰饮。

《归属经脉》足阳明胃经。

《主要功效》健胃消食，通络止痛，温化寒痰。

《适用人群》1.按摩法适合各个年龄段的人。2.艾灸法适合中老年人。3.刮痧法适合青壮年人。

《适用症状》1.按摩丰隆穴适合被痰湿困扰的人。2.艾灸丰隆穴适合体内有痰但体质又偏寒的人。3.刮痧丰隆穴适合体内有痰但体质偏热的人，且痰是黄而黏的，面色发红。

# 《标准定位与简易取穴》

## 标准定位

在小腿外侧，外踝尖上8寸，胫骨前肌前缘约2横指（中指）处。

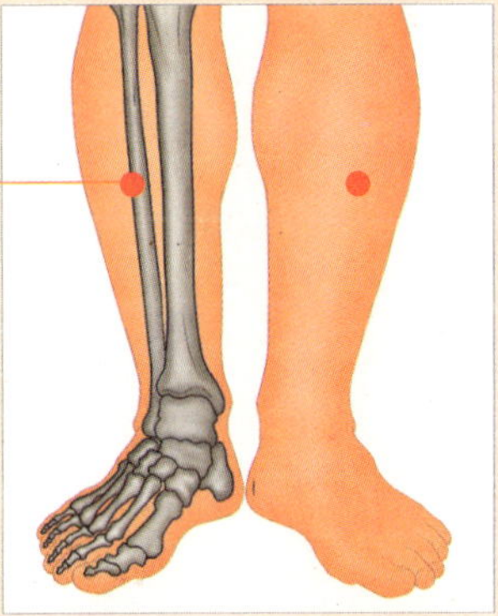

## 简易取穴

胫骨前缘外开2横指，外膝眼和外踝尖连线的中点。

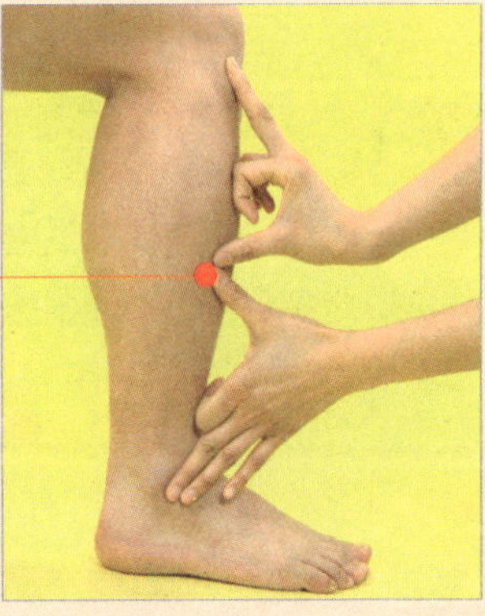

## 《经典实用养生法》

### 按摩

#### 手法1

按揉法：将右手中、食两指的指腹放在穴位上，垂直用力，然后带动穴位皮肤做有一定渗透力的环形运动，运动的速度要慢，要求穴位有比较明显的得气感。

#### 手法2

点法：把右手中指的指腹放在穴位上，然后用手腕发力，缓缓地在穴位上进行垂直的点按，力度由小到大，以穴位出现酸胀感为度。

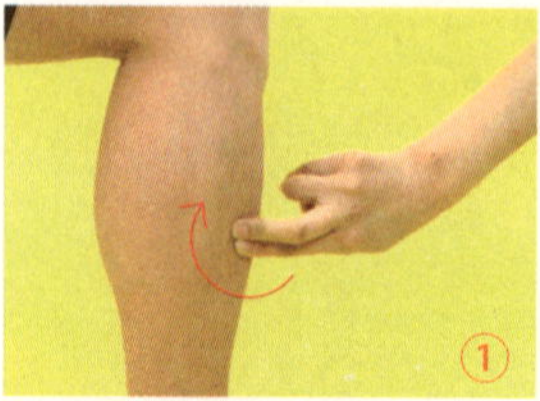


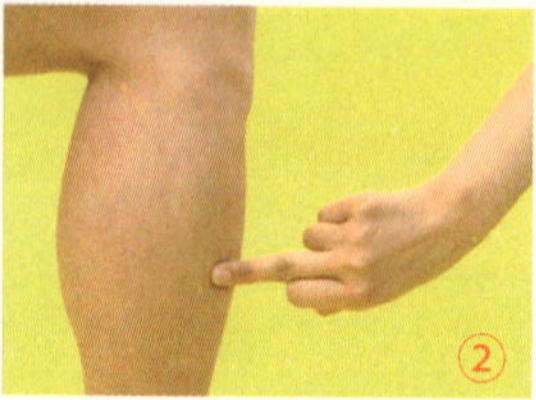


#### 操作步骤

先用按揉法在穴位上按揉3分钟，之后再用

点法在穴位上点按100下左右，然后再用按揉法在穴位上放松半分钟即可。

| 手法 | 时间 | 力度 |
|---|---|---|
| 1.按揉法<br>2.点法 | 20～30分钟 | 由轻到重，以出现明显酸胀感为度 |

## 适应证

1. 腹胀、消化不良、便秘等症状。
2. 下肢痹痛。
3. 气喘、咳嗽。
4. 胸闷、心烦。

## 常用配伍

**胃肠不适** 常配合用足三里穴、内关穴

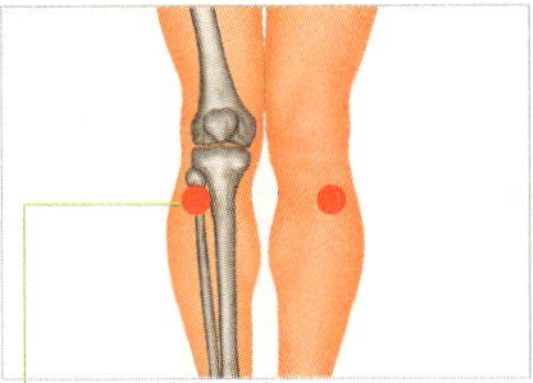

足三里穴：在小腿外侧，犊鼻穴下3寸，犊鼻穴与解溪穴连线上。

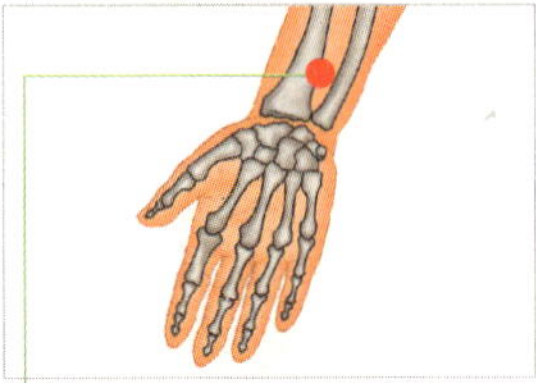

内关穴：腕掌侧横纹上2寸，掌长肌腱与桡侧腕屈肌腱之间。

## 痰饮诸证 常配合用足三里穴（见上页）、中脘穴

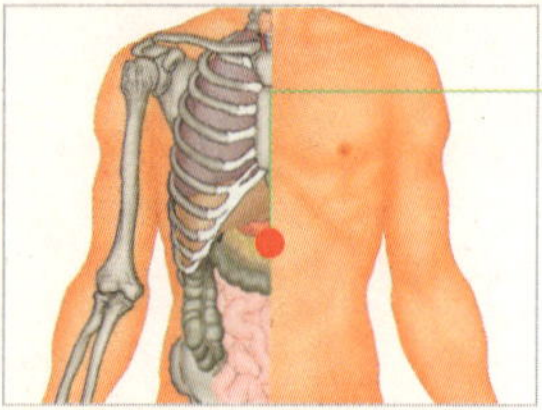

中脘穴：在上腹部正中线上，脐中上4寸。

## 下肢痹痛 常配合用阳陵泉穴

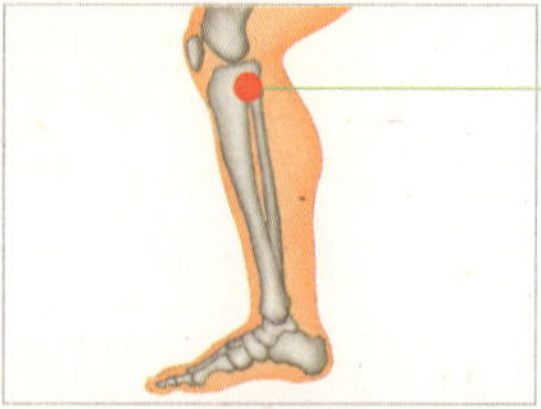

阳陵泉穴：在小腿外侧，位于腓骨头前下方凹陷处。

## 眩晕 常配合用风池穴

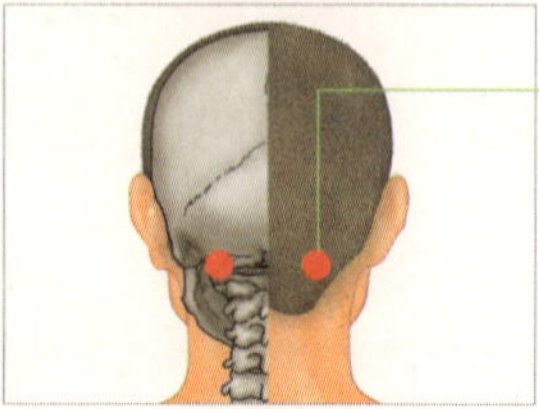

风池穴：在颈后区，枕骨之下，胸锁乳突肌上端与斜方肌上端之间的凹陷中。

## 艾灸

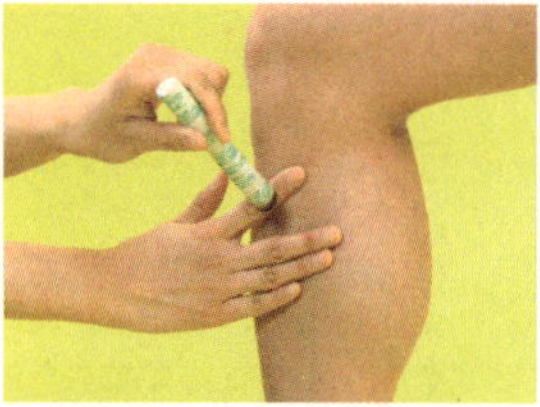

### 手法

艾条温和灸：将艾条的一端点燃，对准穴位，距离皮肤2~3厘米进行熏灸，使被艾灸者有温热感而没有灼痛感为宜。进行操作的人应当把食指和中指分开，放在穴位的两侧，这样可以通过自己手指的感觉来感知被艾灸者的受热程度，防止烫伤。

### 操作步骤

用艾条温和灸的方法在穴位上熏灸，时间为20~30分钟。在艾灸过程中要及时将灰掸落，并且不要用嘴吹艾条，要让其自然燃烧。

| 手法 | 时间 | 温度 |
| --- | --- | --- |
| 艾条温和灸 | 20~30分钟 | 以感到温热为度 |

### 适应证

1. 胃寒肢冷、小便清长等。
2. 经脉失养引起的下肢痹痛等。

## 常用配伍

**畏寒肢冷** 常配合用关元穴

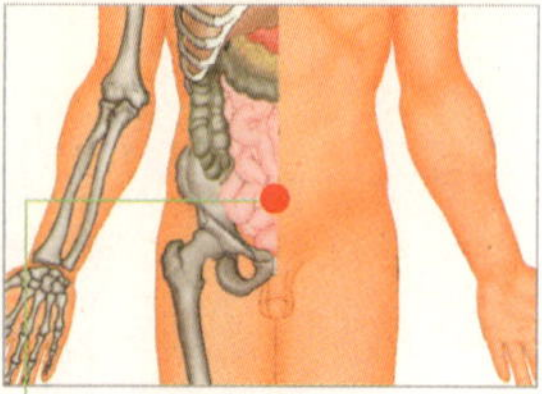

关元穴：肚脐下3寸（4横指宽）。

**吐痰清稀** 常配合用肺俞穴

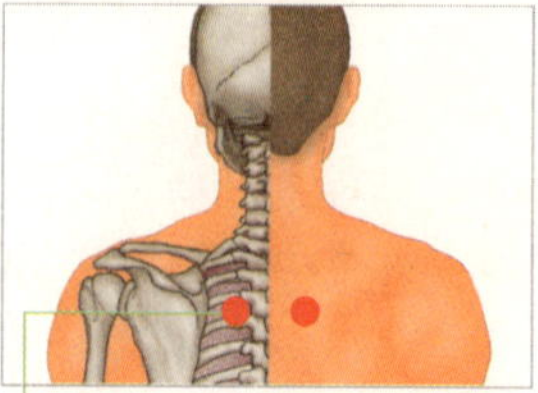

肺俞穴：在背部，第3胸椎棘突下，后正中线旁开1.5寸。

**小便清长** 常配合用气海穴

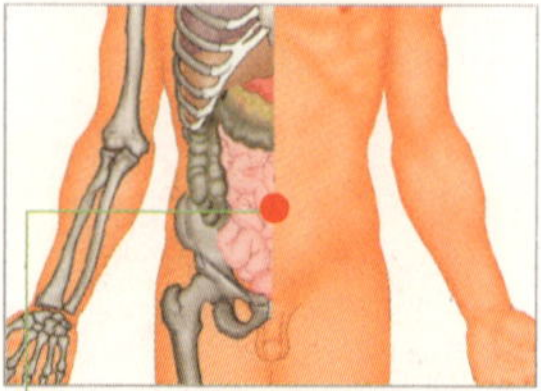

气海穴：在下腹部正中线上，脐中下1.5寸。

**下肢痿痹** 常配合用足三里穴

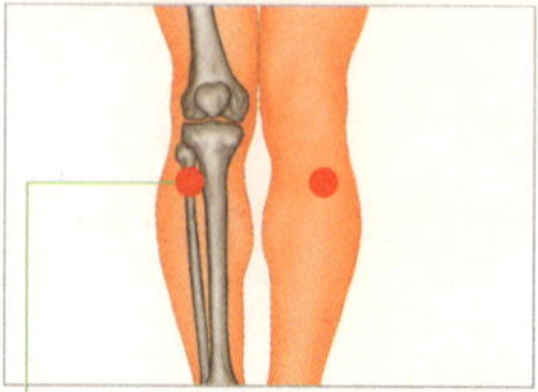

足三里穴：在小腿外侧，犊鼻穴下3寸，犊鼻穴与解溪穴连线上。

## 刮痧

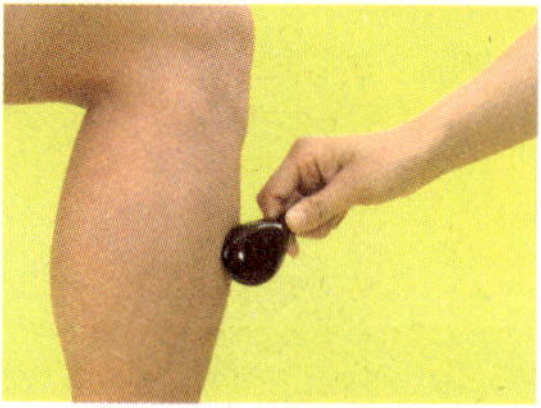

### 操作步骤

先在此穴位皮肤上抹上刮痧油，然后用刮痧板的一角在丰隆穴皮肤上做由下向上的刮拭，直至出现痧点或者痧斑为止。

| 手法 | 时间 | 力度 |
| --- | --- | --- |
| 角刮法 | 至出现痧点或痧斑为止 | 对热性病的人力度宜较大，对寒性病的人力度宜较小 |

### 适应证

1. 痰热蒙窍所引起的各种问题。
2. 经脉痹阻不通引起的下肢痹痛、肢体麻木等。

### 常用配伍

**癫痫狂躁** 常配合用心俞穴

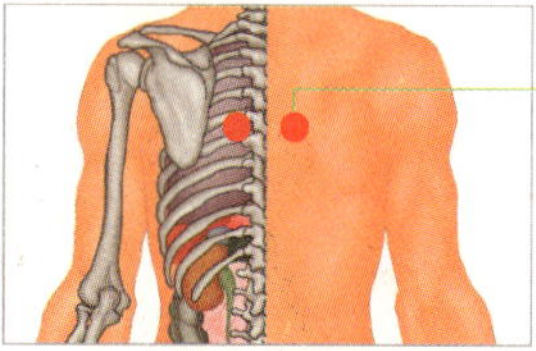

心俞穴：在背部，第5胸椎棘突下，后正中线旁开1.5寸。

# 三阴交穴

主治 皱纹/痤疮/月经不调

调补肝肾助睡眠，温经养颜抗衰老

此穴是足少阴肾经、足厥阴肝经和足太阴脾经等三条阴经的交会穴，所以叫“三阴交”。此穴通足部的三条阴经，所以与肝、脾、肾三脏及三经有关的多数问题都可用此穴进行调节。又因三条阴经与生殖有关系，所以又是妇科和男科要穴。

《归属经脉》足太阴脾经。

《主要功效》活血养颜，通调冲任，温经活血。

《适用人群》1.按摩适合所有人。2.艾灸适宜除儿童以外的人。孕妇和月经期的女性不宜使用此穴位艾灸。

《适用症状》慢性病、身体虚弱。

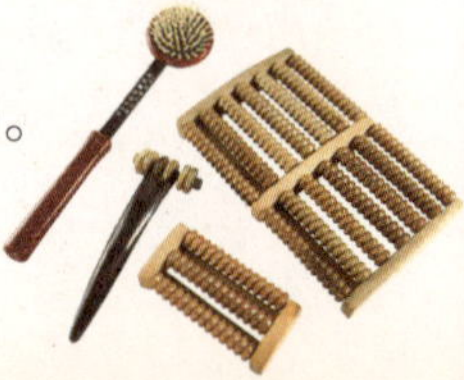

按摩器具。

# 标准定位与简易取穴

## 标准定位

在小腿内侧，足内踝尖上3寸，胫骨内侧缘后方。

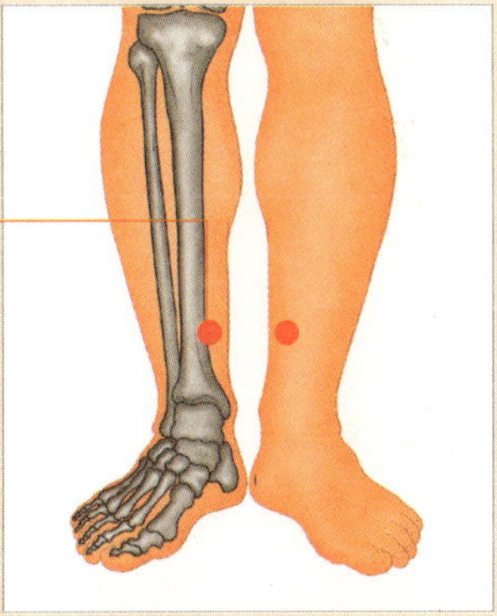

## 简易取穴

在小腿内侧，足内踝上缘4横指宽，在踝尖正上方胫骨边缘凹陷中。

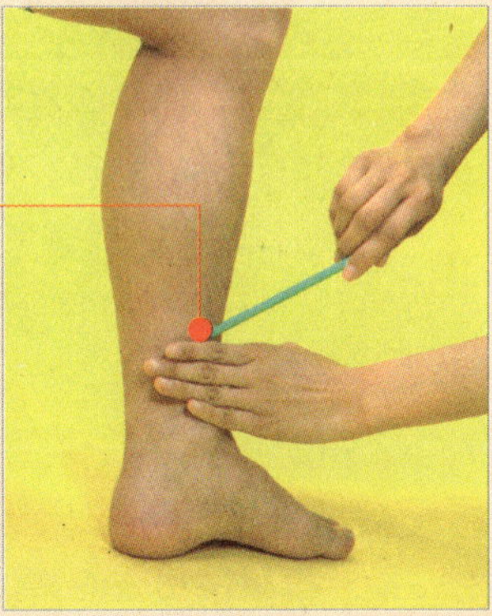

# 《经典实用养生法》

## 按摩

### 手法❶

按揉法：将右手中、食两指的指腹放在穴位上，做有一定渗透力的环形运动，力度以受力者能耐受为度。

### 手法❷

指推法：用右手拇指的指腹着力，手肘发力，在穴位上施加一定的力度，然后使拇指沿着一定的路线做平行运动，力度以受力者能耐受为度。

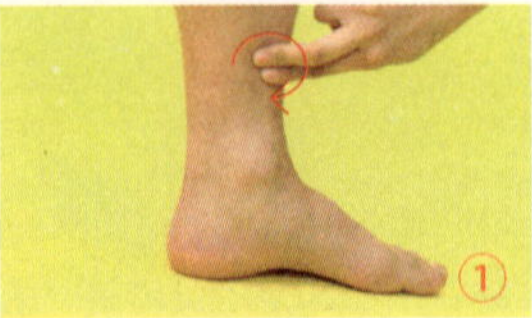

①

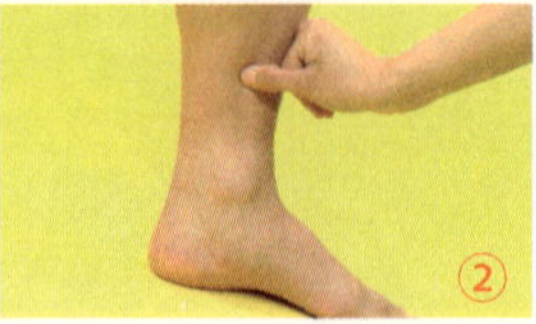

②

### 操作步骤

先用按揉法在穴位上按揉3分钟左右，之后再用指推法在三阴交穴由上而下地推150下左右，最后再用按揉法在穴位上放松半分钟即可。

| 手法 | 时间 | 力度 |
|---|---|---|
| 1.按揉法<br>2.指推法 | 20～30分钟 | 以舒适、耐受为度 |

## 适应证

❶ 女性气血循环不良、卵巢和子宫早衰引起的过早衰老、面色萎黄、面部色斑、皱纹、痤疮以及皮肤松弛、没有弹性的状况。

❷ 女性痛经、闭经、月经不调、不孕、性冷淡等。

❸ 过敏、湿疹、荨麻疹、皮炎等皮肤问题。

❹ 低血压和高血压。

## 常用配伍

**妇科疾病** 常配合用关元穴、八髎穴

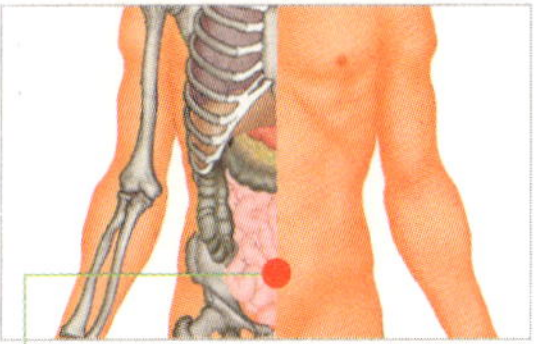

关元穴：肚脐下3寸（4横指宽）。

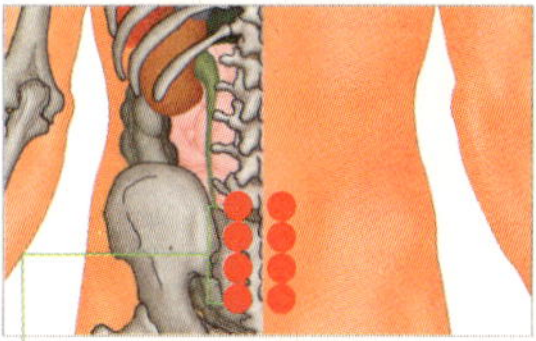

八髎穴：分别在第1、第2、第3、第4骶后孔中，又称上髎、次髎、中髎和下髎，左右共8个。

## 延年益寿，抗衰老 常配合用足三里穴、肾俞穴

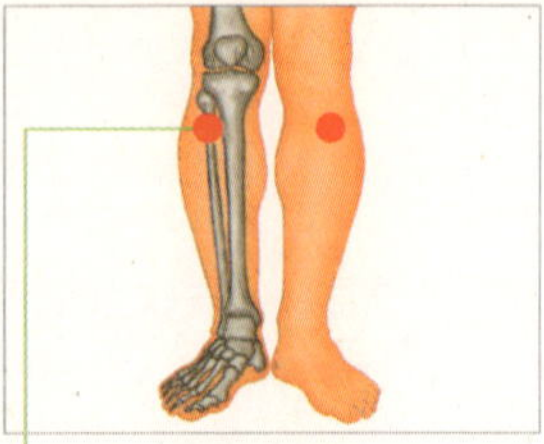

足三里穴：在小腿外侧，犊鼻穴下3寸，犊鼻穴与解溪穴连线上。

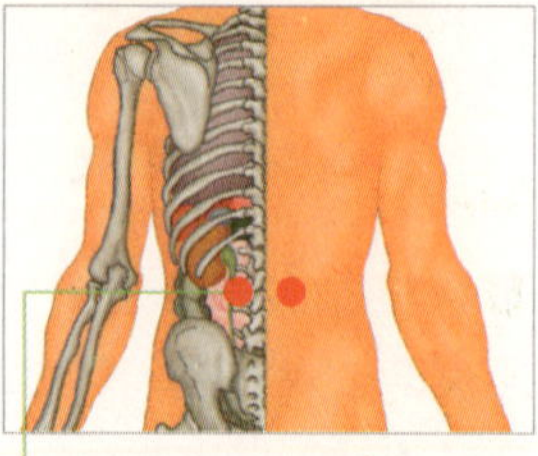

肾俞穴：在腰部，第2腰椎棘突下，后正中线旁开1.5寸。

## 皮肤问题 常配合用血海穴

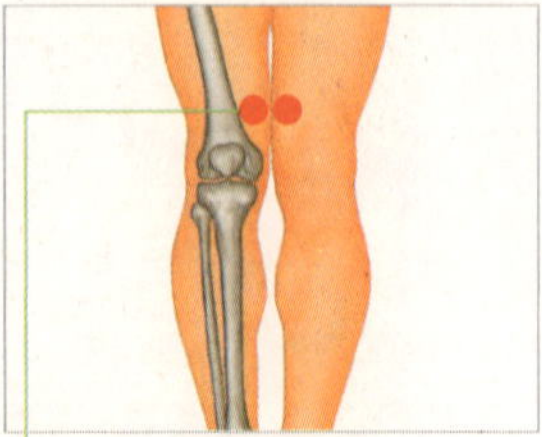

血海穴：在大腿内侧，髌底内侧端上2寸，股四头肌内侧头的隆起处。

## 血压不稳 常配合用涌泉穴

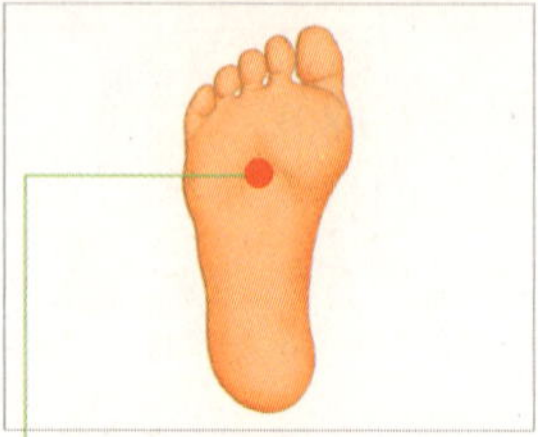

涌泉穴：在足底，屈足卷趾时足心凹陷中。

## 艾灸

### 手法

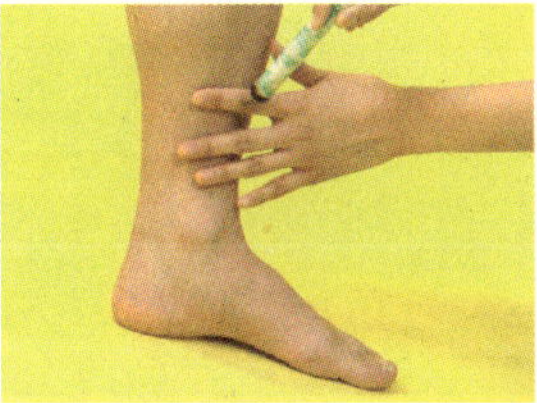

艾条温和灸：将左手食、中指分别放在三阴交穴的两侧，然后右手持点燃的艾条，对准穴位进行艾灸，艾条和穴位之间的距离为3厘米左右，也可以根据被灸者的感觉调整距离，基本原则是以被灸者能耐受为度，注意不要灼伤到被灸者。

### 操作步骤

用艾条温和灸的方法在穴位上进行熏灸，时间一般在20分钟左右或者以局部皮肤潮红或者有明显温热感为度。注意：在艾灸过程中要及时将灰掸落，并且不要用嘴吹艾条，要让其自然燃烧。

| 手法 | 时间 | 温度 |
| --- | --- | --- |
| 艾条温和灸 | 20分钟左右 | 以皮肤潮红或有明显温热感为度 |

## 适应证

❶ 由寒凝引起的瘀血所导致的痛经、关节疼痛、头痛、面色黯黑、手脚冰凉、皮肤出现斑点等问题。
❷ 经脉不通所引起的经脉病和脏腑病症。
❸ 肠胃痉挛引起的消化不良、泄泻等问题。

## 常用配伍

**经脉不通** 常配合用神阙穴

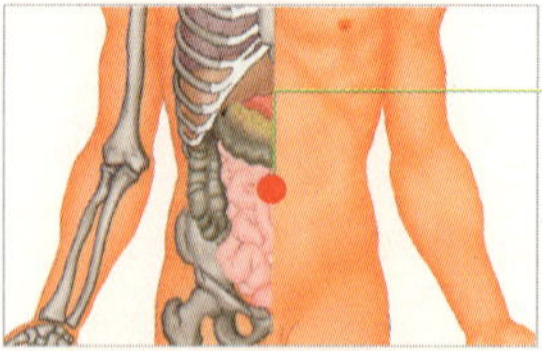

神阙穴：在腹中部，脐中央。

**寒凝血瘀** 常配合用命门穴、关元穴

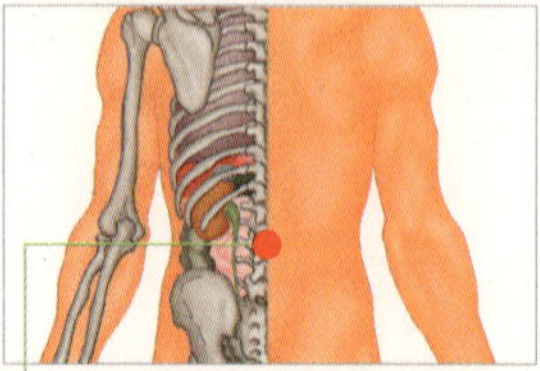

命门穴：在腰部，后正中线上，第2腰椎棘突下凹陷中。

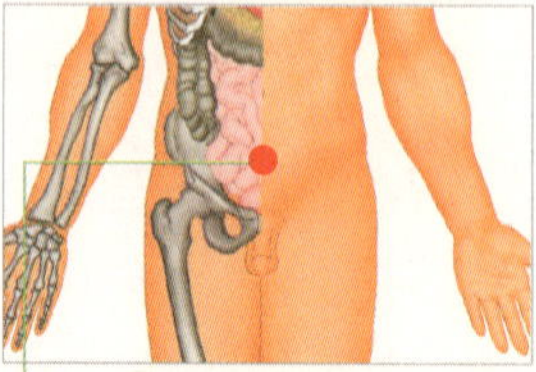

关元穴：肚脐下3寸(4横指宽)。

**胃肠痉挛** 常配合用足三里穴、内关穴

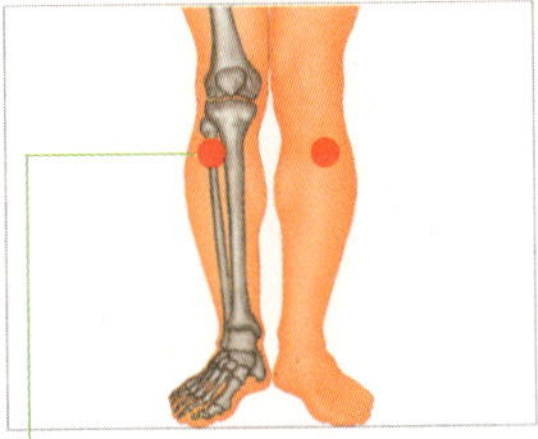

**足三里穴：** 在小腿外侧，犊鼻穴下3寸，犊鼻穴与解溪穴连线上。

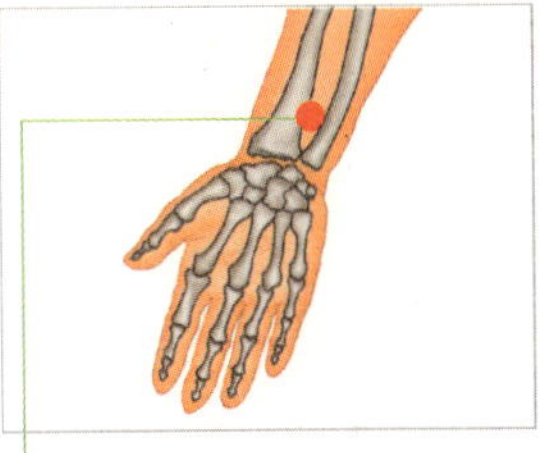

**内关穴：** 腕掌侧横纹上2寸，掌长肌腱与桡侧腕屈肌腱之间。

## 挖掘生活中的养生小智慧

1. 有寒凝血瘀诸症者平时要多运动，如踢足球、跑步等；饮食上忌食生冷食物；平时可以多洗热水澡、泡温泉等。
2. 经脉不通者注意平时保暖，要多吃金橘等具有行气活血作用的食物，可以适当饮酒，但不宜过多。此外，要多去户外运动，可以晨跑，既可以锻炼身体，又能呼吸到新鲜的空气，可谓一举两得。
3. 经常出现胃肠痉挛者要注意饮食忌过冷、辛辣，并要注意保暖。

# 三阴交穴艾灸治疗阳气不顺

在王执中的《针灸资生经》中曾经记载过这样一个医案：有一个富贵人家的夫人，在分娩过程中突然停止了呼吸，昏死过去，大家都觉得她死了，于是马上派下人去夫人的娘家请来夫人的老母亲来料理后事。

这位老母亲万万没有想到，好好的女儿突然之间说没就没了，听了消息之后悲痛万分，一刻也不敢耽误地就来到了女儿家。这要是一般的母亲，看到女儿的尸体早就扑上去号啕大哭了，可是这位老妇人并没有这样。她安静地看着女儿的脸，摸了摸女儿的腋下和手腕，非但没有像其他人一样痛哭流涕，反而是面带喜色。只见她沉着地吩咐着下人，一拨人将女儿小心地从棺材里抬出来，另一拨人立马到药店去买艾草。

等女儿安静地躺在床上，艾草

也买回来了。老妇人将买回的艾草点燃，然后灸女儿的会阴，命两个下人分别灸女儿两侧的三阴交穴，灸了半炷香的时间，女儿竟然慢慢醒了过来。这让女儿的婆家人大为惊叹。事后，老妇人才透露，原来她们家祖上世代行医，医术很是高超，只是祖上传男不传女的规矩使得她并没有继承这个祖业，但是因为从小耳濡目染，多多少少也懂得一些医理。她见女儿的脸色还隐隐地透着血色，腋下还是温热的，而脉象虽然很沉很弱，但是仔细触摸，发现还是有脉的，所以她断定女儿是产后阴血暴脱，和阳气不能顺利地相接，于是才会晕厥成假死状态。

这个时候，应当补任脉，而任脉为阴脉之海，又加之“冲脉与任脉皆起于胞中”，所以就有了“会阴”之名。而三阴交穴是人体三条阴脉交会的地方，主人体内一身的阴血，用这个穴位可以使得暴脱的阴血得到一定的恢复。正是两侧的穴位同时应用，她才能将女儿从死亡线上拉回来，达到“起死回生”的效果。

# 太溪穴

主治 咽喉肿痛/下肢酸痛/头晕

滋阴壮阳补肾虚，
通经活络真奇妙

“溪”与“隙”字相通，有缝隙的意思，这个穴位在内踝之后，凹陷大深之处，所以称为“大隙”，也就是“太溪”；另外，肾经的气血从“涌泉”而出，经过“然谷”，到了这个穴位，就像进入了溪涧，所以叫做“太溪”。

**归属经脉** 足少阴肾经。

**主要功效** 补肺肾阴，通经活络，填精壮阳，祛寒通络。

**适用人群** 1.按摩太溪穴适合所有年龄段的人。2.艾灸太溪穴主要用于中老年人。

**适用症状** 1.肾虚者适合按摩。2.用按摩的方法治疗的下肢不适针对的是没有明显的阴虚或者阳虚偏向者，一般以酸痛或者麻木为主。

# 〈标准定位与简易取穴〉

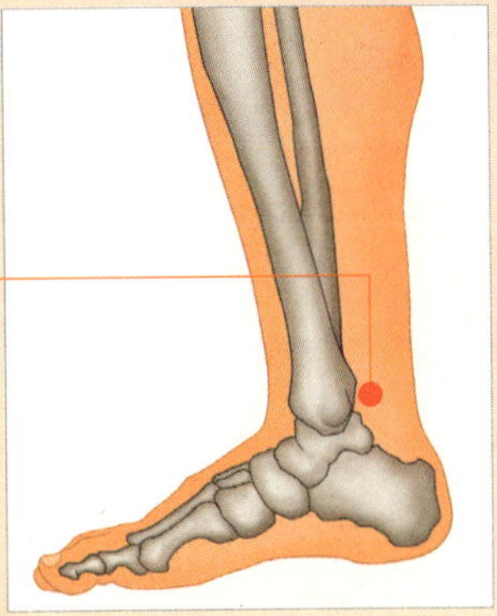

## 标准定位

在足内侧，内踝尖与跟腱之间的凹陷处。

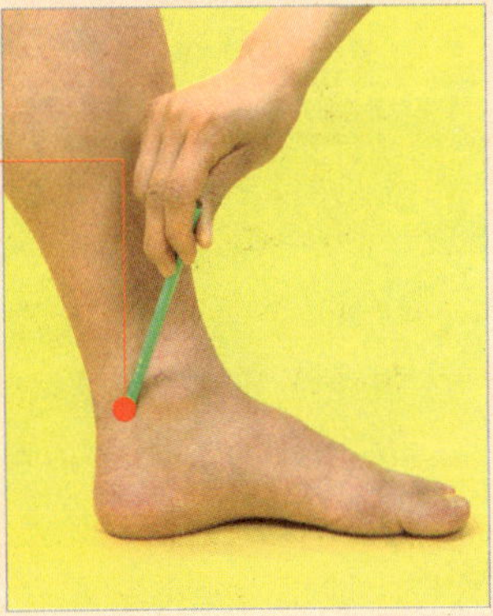

## 简易取穴

内踝尖与跟腱之间的凹陷处。

## 按摩

### 手法1

按揉法：将右手中、食两指的指腹放在穴位上，稍微用力，然后在穴位上做有一定渗透力的环形运动，运动的速度要慢，力度以受力者能耐受为度。

### 手法2

点法：把右手中指的指腹放在穴位上，然后用手腕发力，缓缓地在穴位上进行点按，力度要由小到大，以受力者能耐受为度。

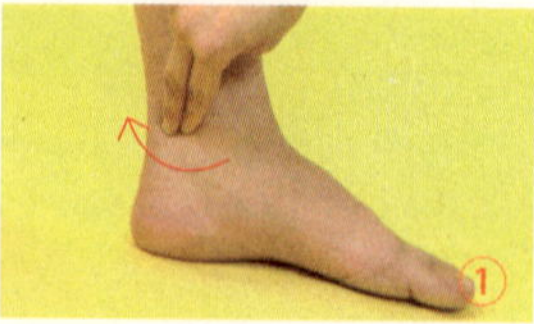


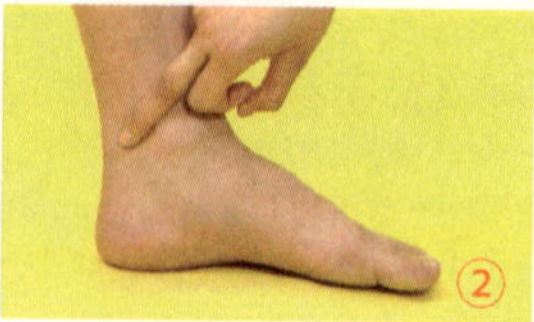


### 操作步骤

先用按揉法在穴位上按揉3分钟，之后再用点法在穴位上点按150下左右，最后用按揉法在穴位上放松半分钟即可。

| 手法 | 时间 | 力度 |
|---|---|---|
| 1.按揉法<br>2.点法 | 15分钟左右 | 轻柔，缓缓加力 |

## 适应证

1. 肺肾阴虚引起的各种症状。
2. 足跟痛、小腿的酸胀等痛症。

## 常用配伍

**肺肾阴虚** 常配合用肾俞穴、肺俞穴

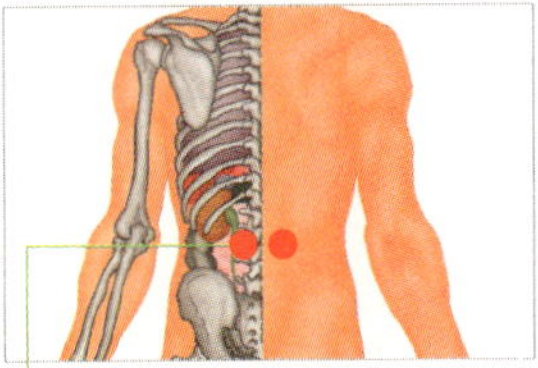

**肾俞穴：** 在腰部，第2腰椎棘突下，后正中线旁开1.5寸。

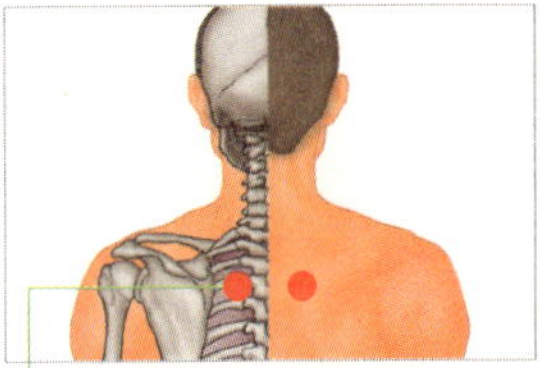

**肺俞穴：** 在背部，第3胸椎棘突下，后正中线旁开1.5寸。

### 挖掘生活中的养生小智慧

肺肾阴虚者饮食中应多吃清凉食物，如绿豆、莲子、决明子等。

## 肾阳不足 常配合用肾俞穴、命门穴

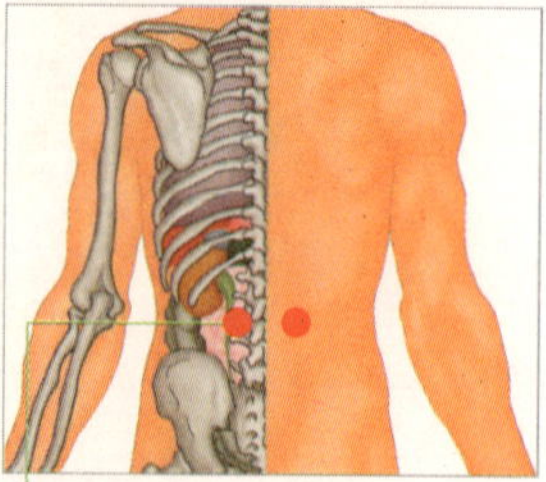

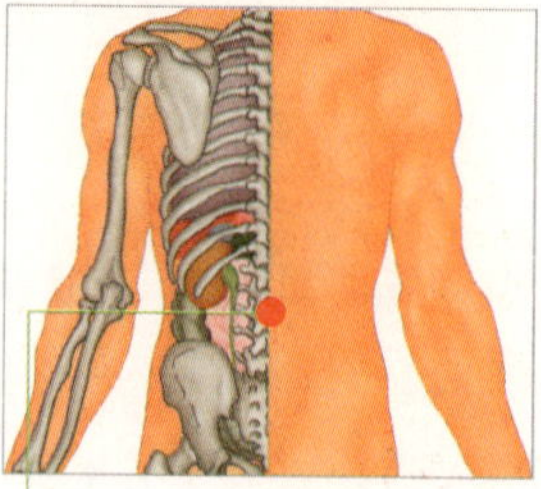

肾俞穴：在腰部，第2腰椎棘突下，后正中线旁开1.5寸。

命门穴：在腰部，后正中线上，第2腰椎棘突下凹陷中。

## 下肢疼痛 常配合用昆仑穴、三阴交穴

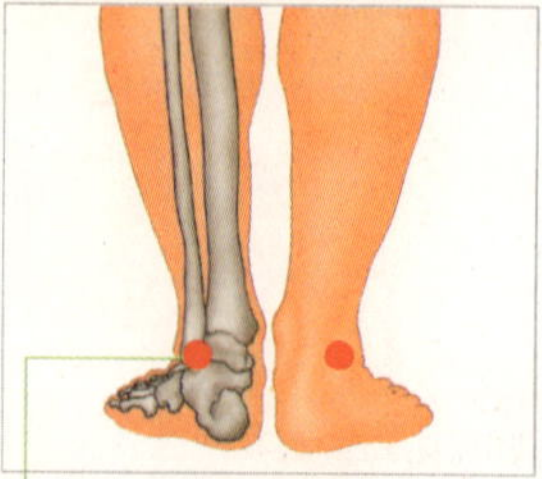

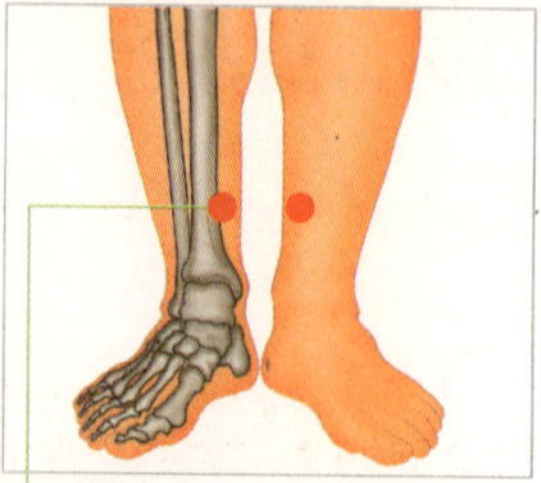

昆仑穴：在踝区，外踝尖与脚腕后的大筋（跟腱）之间的凹陷中。

三阴交穴：在小腿内侧，内踝尖上3寸，胫骨内侧缘后方。

## 艾灸

### 手法

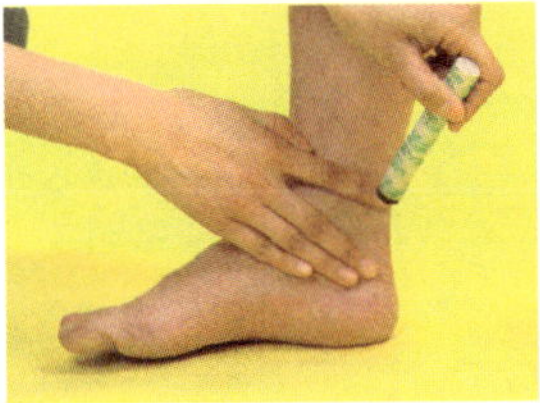

艾条温和灸：将右手食、中两指放在太溪穴上下，左手持点燃的艾条，对准太溪穴皮肤进行艾灸，艾条与穴位皮肤的距离保持在2～3厘米，以踝部有明显温热感为度。

### 操作步骤

用艾条温和灸的方法在穴位上熏灸，时间为20分钟或者以踝部有明显的温热感为度，如果这种温热感能向上或向下传导，治疗效果会更好。

| 手法 | 时间 | 温度 |
|---|---|---|
| 艾条温和灸 | 20分钟左右 | 以脚踝部有明显温热感为度 |

### 适应证

❶ 腰痛、腰酸、潮热、盗汗、咽喉肿痛、唾痰如胶、牙龈肿痛、尿黄、便秘等肾阴虚引起的疾病。

❷ 肾精亏虚及肾阳亏虚所引起的各种症状。

❸ 外感寒邪或者是本身肾阳不足引起的各种症状。

## 常用配伍

**肾阴虚证** 常配合用涌泉穴、曲泉穴

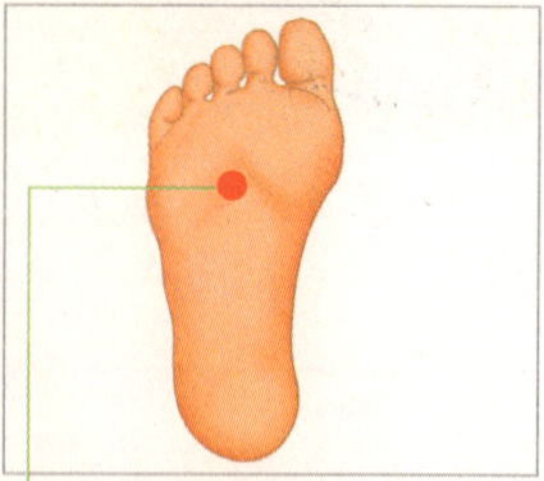

涌泉穴：在足底，屈足卷趾时足心凹陷中。

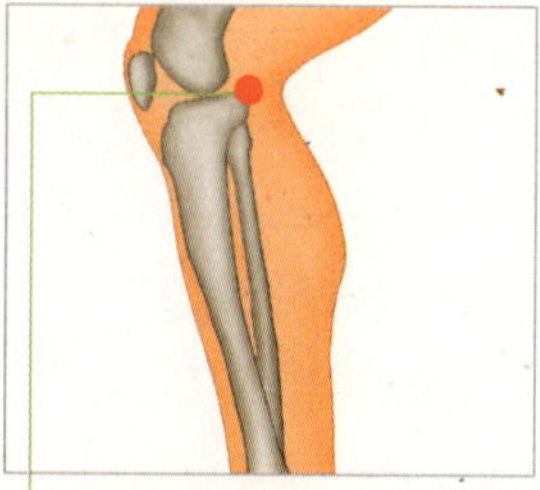

曲泉穴：在膝部，腘横纹内侧端，半腱肌肌腱、半膜肌肌腱前缘凹陷中。

### 挖掘生活中的养生小智慧

❶ 胃肺肾阴虚者饮食中应多吃清凉食物，如绿豆、莲子、决明子等。平时也可以多用银耳、枸杞子、冰糖炖汤服用。

❷ 下肢疼痛者每晚睡前可用热水泡脚。

## 肾阳虚证 常配合用肾俞穴、命门穴

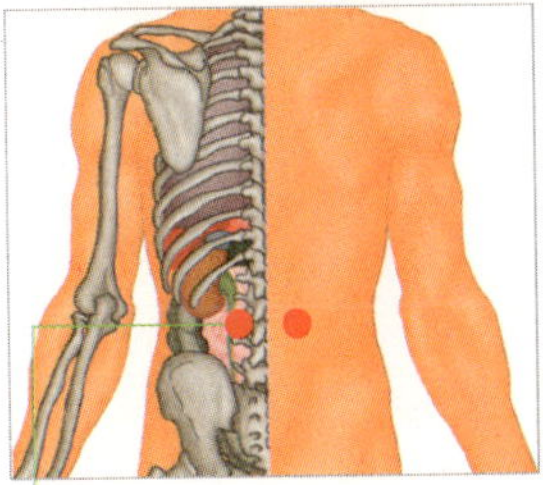

**肾俞穴：** 在腰部，第2腰椎棘突下，后正中线旁开1.5寸。

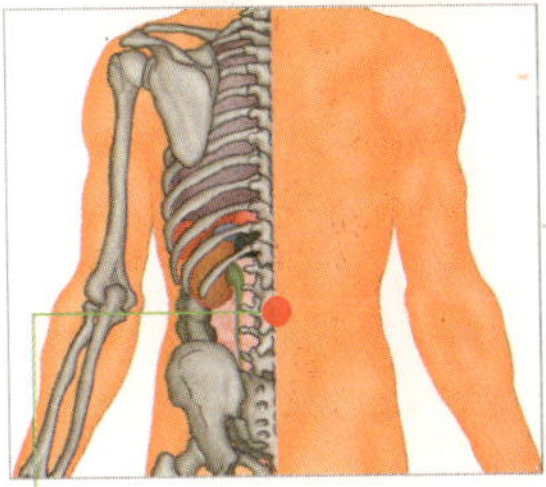

**命门穴：** 在腰部，后正中线上，第2腰椎棘突下凹陷中。

## 下肢寒痛 常配合用三阴交穴、足三里穴

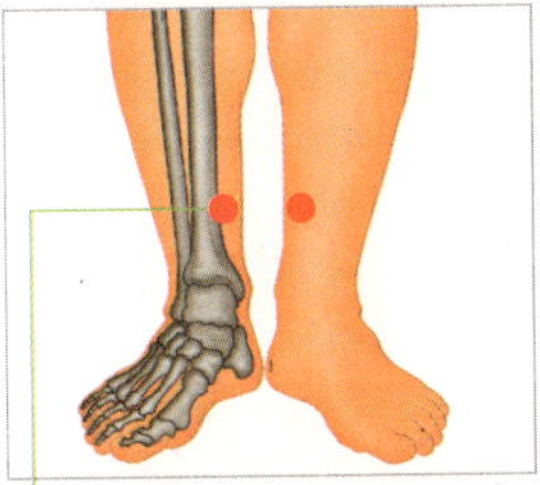

**三阴交穴：** 在小腿内侧，内踝尖上3寸，胫骨内侧缘后方。

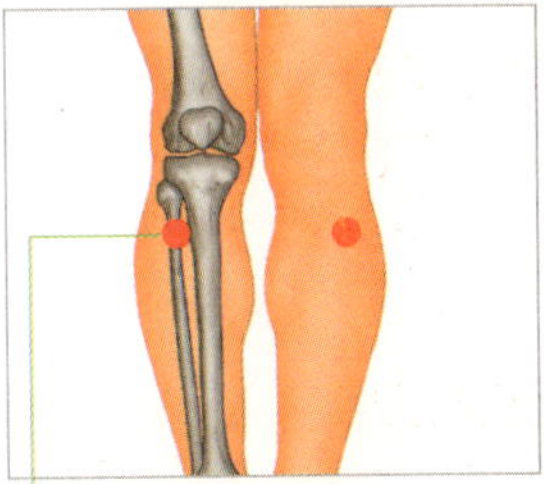

**足三里穴：** 在小腿外侧，犊鼻穴下3寸，犊鼻穴与解溪穴连线上。

# 太冲穴

**主治** 头痛/胁肋胀痛/乳腺增生

疏肝解郁不生气，燥湿生风助睡眠

这个穴位与足背上的冲阳穴距离十分接近。因为在抬步行进的过程中，此穴位对外界的感受首当其冲，所以叫做“太冲”。唐代医家王冰曾经说：“肾脉与冲脉并下行，循足，合而盛大，故曰太冲。”就是说，这个穴位之所以叫做太冲，又与冲脉有一定的关系。

《归属经脉》足厥阴肝经。

《主要功效》平肝潜阳，疏肝解郁，降火降脂。

《适用人群》1.按摩适合所有人。2.刮痧适宜中青年人。3.敷贴适用于中老年人。

《适用症状》1.按摩法适宜爱生闷气、抑郁难解的人。2.脾气大，经常发火，又常伴有眼红、眼胀、口干、口苦等症状者比较适宜采用刮痧的方法。

# 标准定位与简易取穴

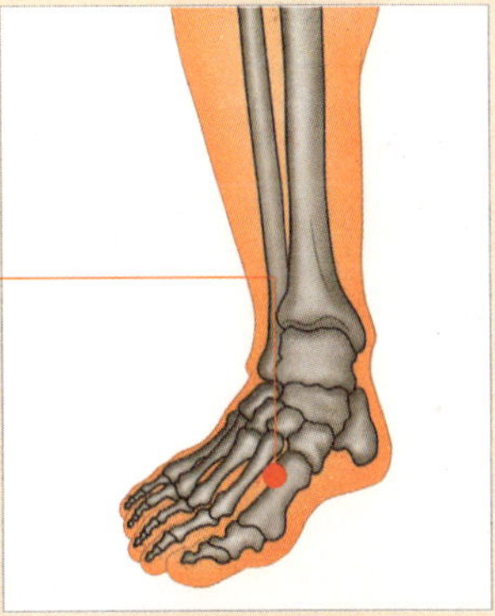

## 标准定位

在足背，第1跖骨间隙后方凹陷处。

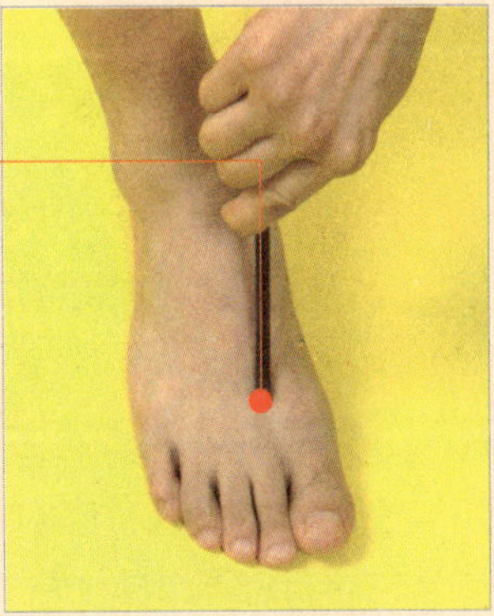

## 简易取穴

取坐位，第1、第2跖骨间，跖骨底结合部前方凹陷中，动脉搏动处。

## 《经典实用养生法》

### 按摩

#### 手法1

按揉法：用右手食、中两指的指腹按住太冲穴皮肤，然后垂直用力，带动穴位皮肤做缓慢的环形按压，以穴位有明显的酸胀感为度。

#### 手法2

点法：以右手中指的指腹作为着力点，用由小到大的力度垂直点按太冲穴，以穴位有明显酸胀感但没有疼痛感为度。

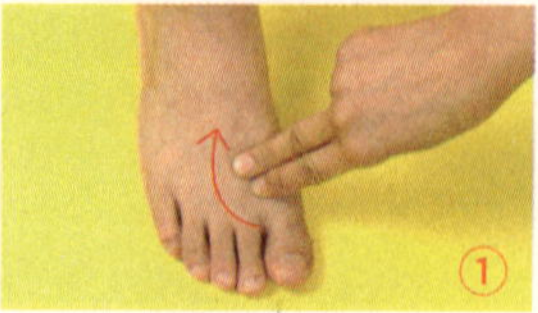
①

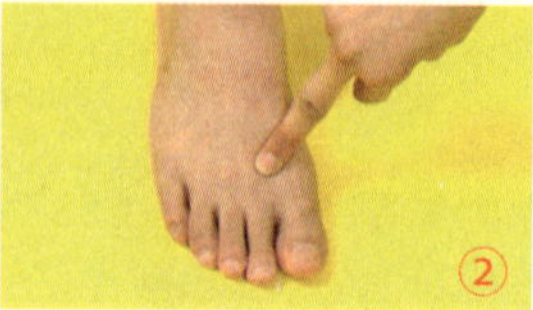
②

#### 操作步骤

先用按揉法在穴位上按揉10～15分钟，再用点法在穴位上点按500下左右，两种方法可以交替使用，也可单独使用。

| 手法 | 时间 | 力度 |
|---|---|---|
| 1.按揉法<br>2.点法 | 20～30分钟 | 轻柔，由小到大加力 |

## 适应证

❶ 肝阳上亢引起的眼胀、高血压、心慌等病症。

❷ 肝气郁结引起的头痛、头晕、喜欢叹气、乳腺增生、胃胀以及月经不调、痛经、不孕不育等病症。

❸ 肝阴不足引起的目涩、眼花、胁肋不适、头部蚁行感以及高血压、失眠等问题。

## 常用配伍

头痛头晕 常配合用太阳穴

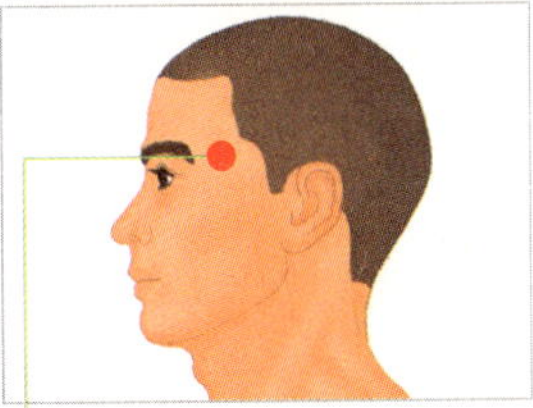

太阳穴：眉梢与外眼角之间向后约1寸处的凹陷中。

高血压 常配合用百会穴

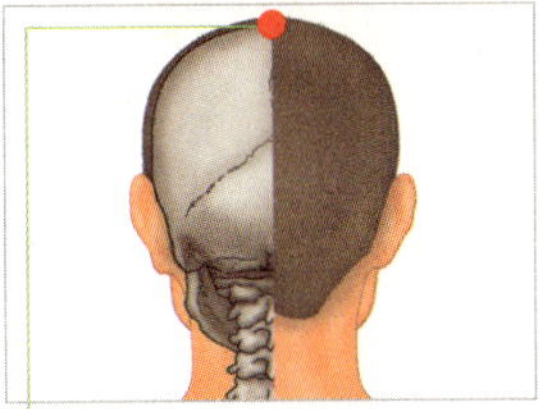

百会穴：位于头部正中线上，前发际向后5寸。

## 妇科病症 常配合用三阴交穴

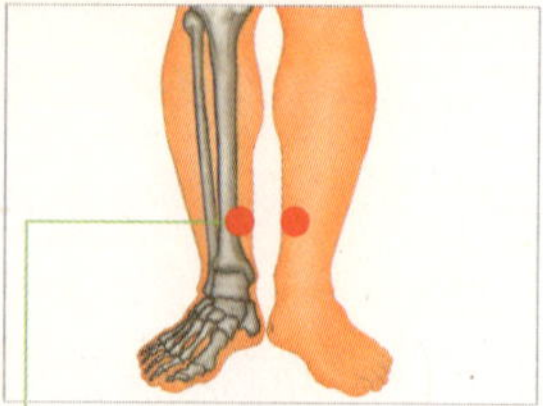

三阴交穴：在小腿内侧，内踝尖上3寸，胫骨内侧缘后方。

## 目涩眼花 常配合用肾俞穴

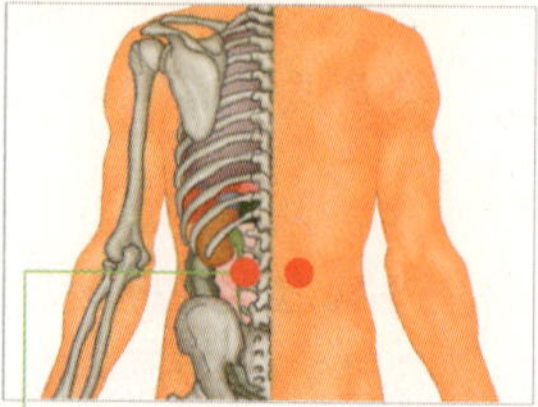

肾俞穴：在腰部，第2腰椎棘突下，后正中线旁开1.5寸。

## 胁肋胀痛、乳腺增生 常配合用期门穴

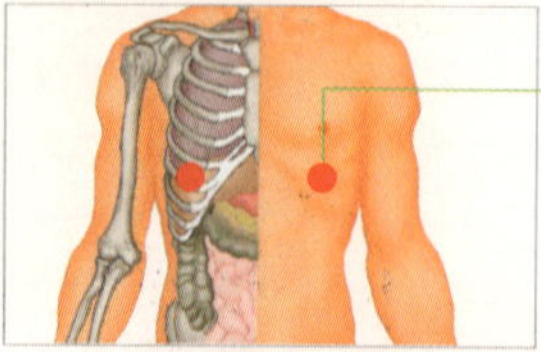

期门穴：在胸部，第6肋间隙，前正中线旁开4寸。

### 挖掘生活中的养生小智慧

肾阳不足者注意不要熬夜，要节房事；饮食中应适量食用一些补肾温阳的食物，如动物肝脏、羊肉等，有条件者可服鹿茸等补品。

## 敷贴

### 药材组成

桑葚适量。

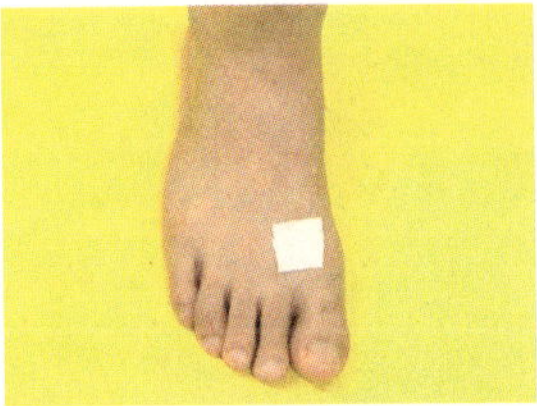

### 操作步骤

将桑葚稍微捣一下，放在方形的医用胶布中心，让桑葚对准穴位皮肤，将胶布固定在穴位上即可。

| 手法 | 时间 |
|---|---|
| 敷贴 | 8～12分钟 |

### 适应证

中、轻度脂肪肝。

### 常用配伍

**消化不良** 常配合用足三里穴

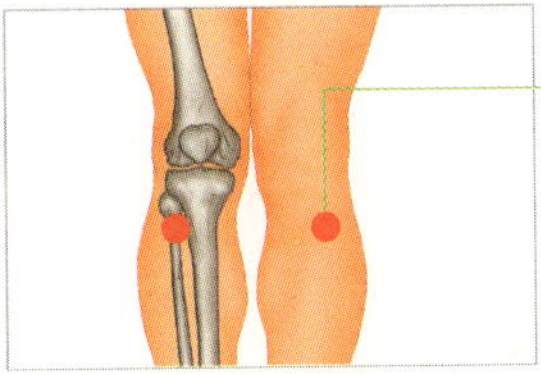

足三里穴：在小腿外侧，犊鼻穴下3寸，犊鼻穴与解溪穴连线上。

**疲劳** 常配合用气海穴、关元穴

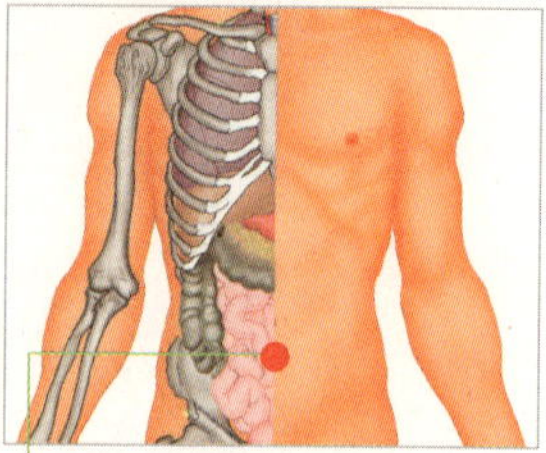

气海穴：在下腹部正中线上，脐中下1.5寸。

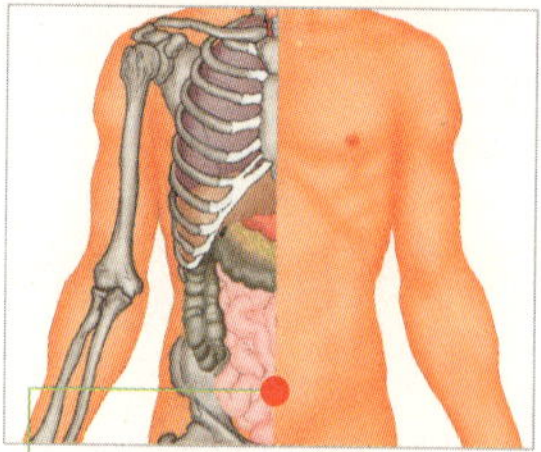

关元穴：肚脐下3寸（4横指宽）。

## 刮痧

### 操作步骤

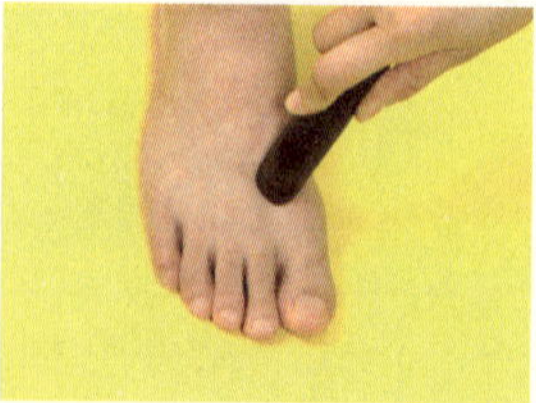

先在太冲穴皮肤上抹刮痧油，然后用刮痧板的一角在太冲穴皮肤上做由前向后的刮拭，直至出现痧点或痧斑为止。

| 手法 | 时间 | 力度 |
| --- | --- | --- |
| 角刮法 | 至出现痧点或痧斑为止 | 以能耐受为度 |

## 适应证

眼部红肿、刺痛、发炎，以及痤疮等病症。

## 常用配伍

### 痤疮 常配合用大椎穴、肺俞穴

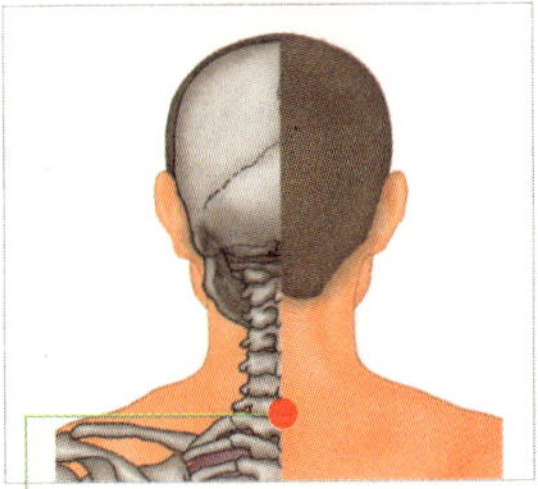

大椎穴：在后正中线上，第7颈椎棘突下凹陷中。

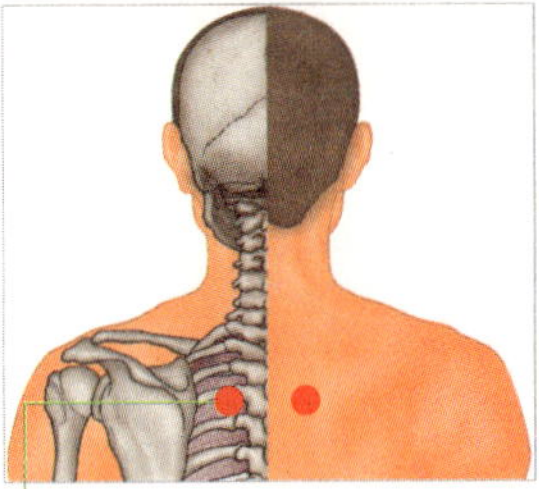

肺俞穴：在背部，第3胸椎棘突下，后正中线旁开1.5寸。

### 眼部问题 常配合用太阳穴

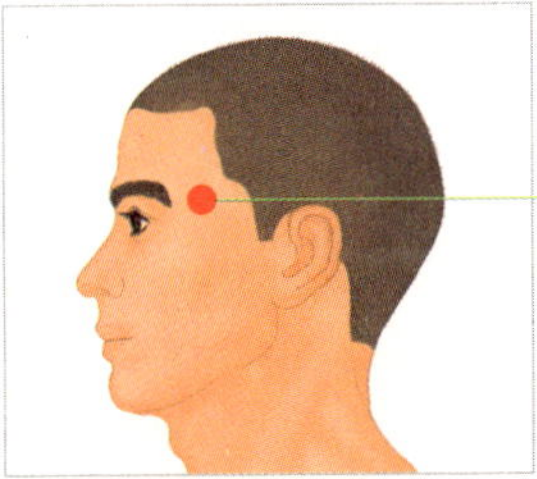

太阳穴：眉梢与外眼角之间向后约1寸处的凹陷中。

# 涌泉穴

主治 腰膝酸软/老年性哮喘

除湿温阳肾之源，防衰强身用涌泉

地面上的水虽然是天所生的，但是也需要从地下涌出，而在人体，肾主水，所以这个水也应该从地下涌出，而这里的地下就是足底，所以足底这个穴位就叫做“涌泉”。

《归属经脉》足少阴肾经。

《主要功效》保健延寿，祛风除湿，引火归元。

《适用人群》1.中青年人一般使用按摩的方法。2.老年人以艾灸和穴位敷贴的方法为主。3.儿童以穴位敷贴的方式为主。

《适用症状》1.精力衰退的老年人适宜使用。2.肾阳不足而导致耳鸣、头昏眼花等症状的人适合使用。3.体型偏胖、手脚发凉的阳虚者适宜使用。

# 标准定位与简易取穴

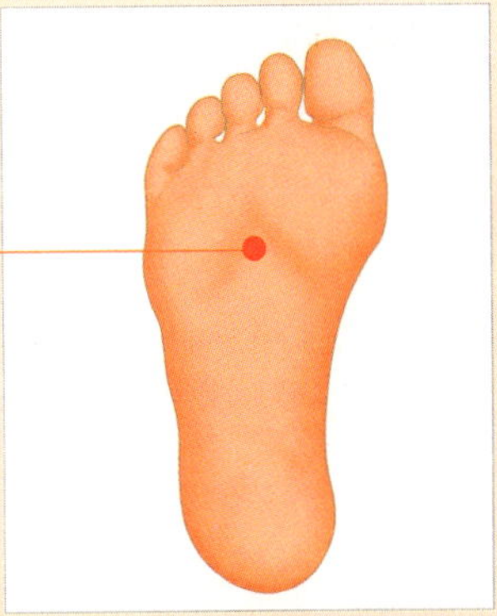

## 标准定位

在足底，屈足卷趾时足心凹陷中。

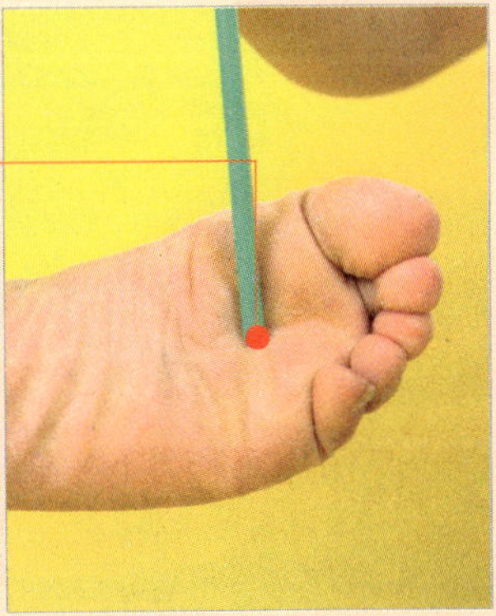

## 简易取穴

将足趾向足心方向弯曲，在足掌的前方会出现一个“人”字形的凹沟，“人”字形的交叉点就是这个穴。

# 经典实用养生法

## 按摩

### 手法❶

按揉法：将右手食、中指的指腹放在涌泉穴上，用柔和的力度垂直按压穴位，然后带动穴位皮肤做缓慢的环行运动。

### 手法❷

点法：以右手中指的指腹作为着力点，放在穴位皮肤上，然后垂直于穴位皮肤缓缓用力，点按涌泉穴。

### 手法❸

推擦法：取坐位，然后用一只手的拇指从左脚的足跟向足尖方向涌泉穴处做前后反复推搓，以足底部有热感为宜。

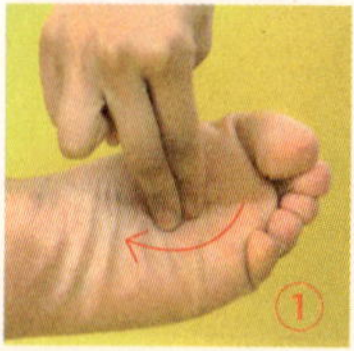


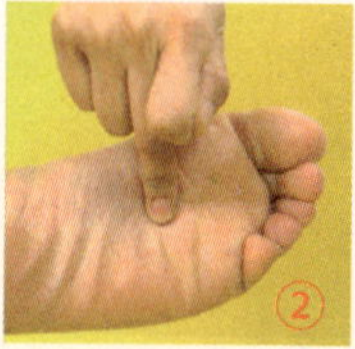


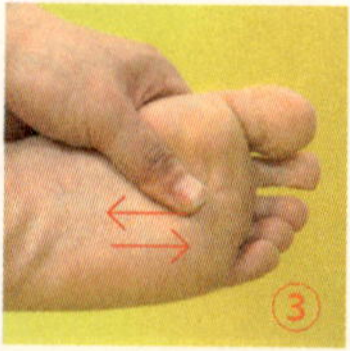

## 操作步骤

先用按揉法在穴位上按揉3分钟，之后再用点法在穴位上点按300下左右，然后再用推擦法擦至穴位发热，最后用按揉法放松半分钟即可。

| 手法 | 时间 | 力度 |
|---|---|---|
| 1.按揉法<br>2.点法<br>3.推擦法 | 15分钟左右 | 适中，由轻到重 |

## 适应证

哮喘、失眠等病症。

## 常用配伍

**哮喘** 常配合用肺俞穴

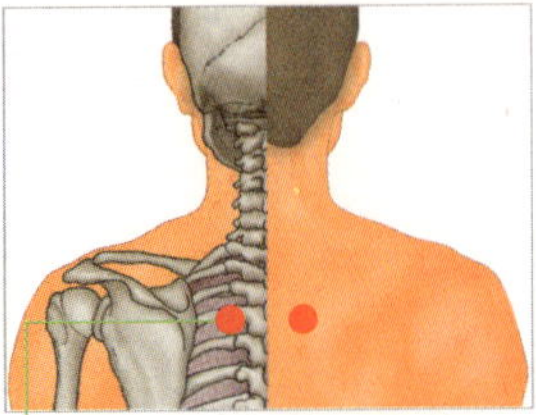

肺俞穴：在背部，第3胸椎棘突下，后正中线旁开1.5寸。

**失眠** 常配合用安眠穴

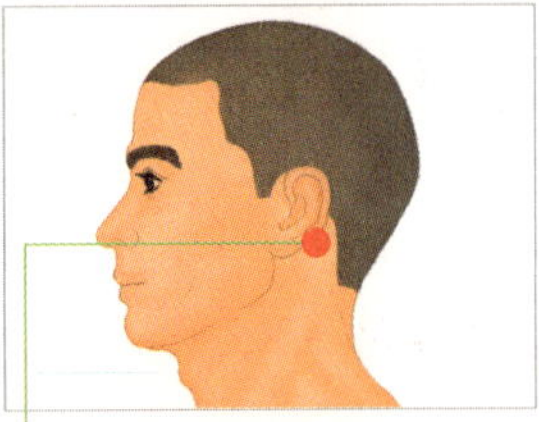

安眠穴：在项部，翳风与风池连线中点。

# 艾灸

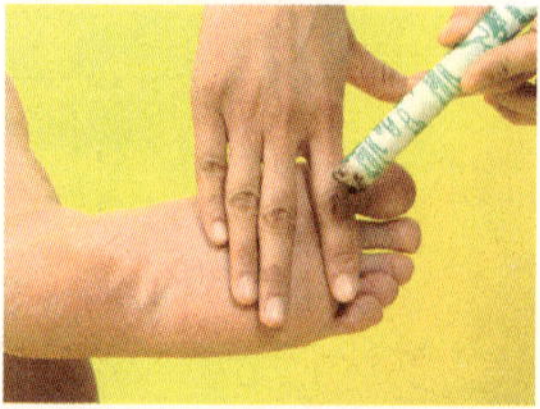

## 手法

艾条温和灸：将艾条的一端点燃，对准穴位，距离皮肤2～3厘米进行熏灸，使被艾灸者有温热感而没有灼痛感为宜。进行操作的人应当把食指和中指分开，放在穴位的两侧，这样可以通过自己手指的感觉来感知被艾灸者的受热程度，防止烫伤。

## 操作步骤

用艾条温和灸的方法在穴位上熏灸，时间为15～20分钟。

| 手法 | 时间 | 温度 |
| --- | --- | --- |
| 艾条温和灸 | 15～20分钟 | 以感觉到明显的温热感为度 |

## 适应证

1. 感染风寒引起的下肢以及关节的疼痛。
2. 肾阳不足引起的上眼睑肿胀、腿部水肿等症状。

## 常用配伍

**感染风寒** 常配合用风门穴

**肾阳不足** 常配合用肾俞穴

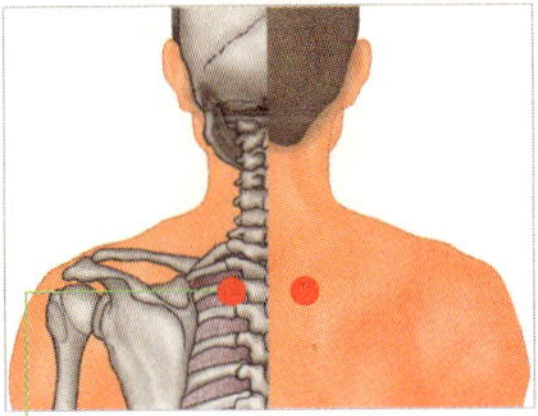

风门穴：在背部，第2胸椎棘突下，后正中线旁开1.5寸。

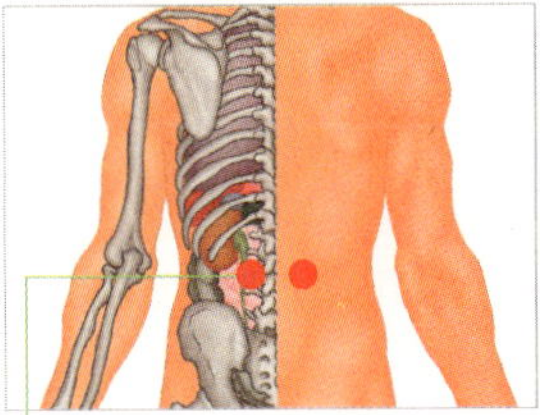

肾俞穴：在腰部，第2腰椎棘突下，后正中线旁开1.5寸。

# 贴敷

## 药材组成

吴茱萸粉10克。

## 操作步骤

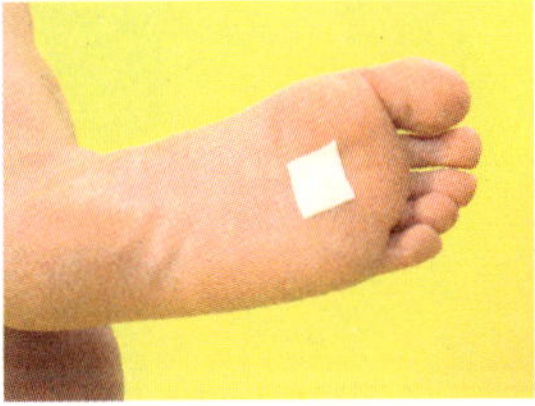

取5克药粉，加适量的面粉，用淡盐水调成糊状，敷贴在穴位皮肤上，用胶布固定。敷贴时间为8～12小时。

| 手 法 | 时 间 |
| --- | --- |
| 敷贴 | 8～12个小时 |

## 适应证

口舌生疮、痤疮、咽喉肿痛等问题。

## 常用配伍

**口舌生疮** 常配合用心俞穴

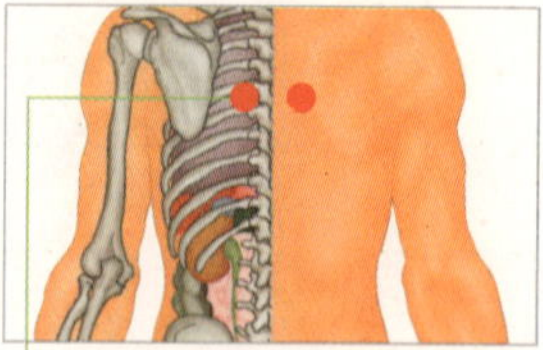

心俞穴：在背部，第5胸椎棘突下，后正中线旁开1.5寸。

**痤疮** 常配合用肺俞穴

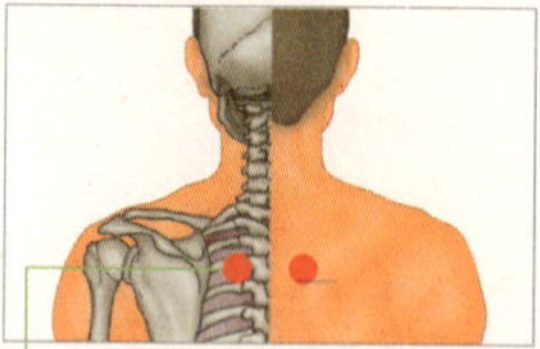

肺俞穴：在背部，第3胸椎棘突下，后正中线旁开1.5寸。

**咽喉肿痛** 常配合用肾俞穴

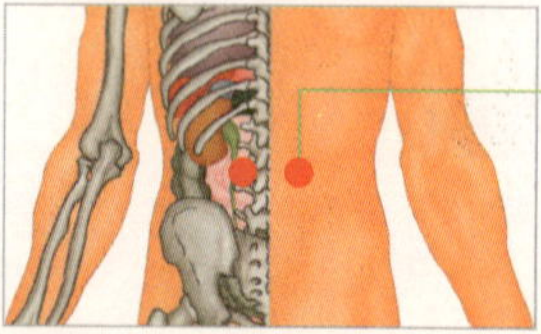

肾俞穴：在腰部，第2腰椎棘突下，后正中线旁开1.5寸。

# 最养生大穴对症速查表

| | 病症 | 穴位 | 页码 | | 病症 | 穴位 | 页码 |
|---|---|---|---|---|---|---|---|
| B | 白带过多 | 八髎穴 | 160 | D | 盗汗 | 心俞穴 | 122 |
| B | 闭经 | 合谷穴 | 40 | D | 癫痫 | 水沟穴 | 22 |
| B | 闭经 | 肾俞穴 | 144 | D | 癫痫 | 心俞穴 | 122 |
| B | 便秘 | 丰隆穴 | 228 | D | 癫痫 | 命门穴 | 172 |
| B | 便秘 | 合谷穴 | 40 | D | 癫痫 | 丰隆穴 | 228 |
| B | 便秘 | 天枢穴 | 98 | F | 肥胖 | 天枢穴 | 98 |
| B | 便秘 | 大肠俞穴 | 152 | F | 风疹 | 血海穴 | 204 |
| B | 不孕不育 | 关元穴 | 90 | F | 腹泻 | 委中穴 | 212 |
| B | 不孕不育 | 八髎穴 | 160 | F | 腹泻 | 足三里穴 | 188 |
| C | 肠梗阻 | 大肠俞穴 | 152 | F | 腹胀 | 大肠俞穴 | 152 |
| C | 肠痉挛 | 梁丘穴 | 220 | F | 腹胀 | 丰隆穴 | 228 |
| C | 痤疮 | 关元穴 | 90 | G | 感冒 | 风池穴 | 26 |
| C | 痤疮 | 三阴交穴 | 236 | H | 黄疸 | 神阙穴 | 82 |
| D | 带下 | 神阙穴 | 82 | H | 黄疸 | 阴陵泉穴 | 196 |
| D | 带下 | 带脉穴 | 106 | H | 昏厥 | 水沟穴 | 22 |

| | 病症 | 穴位 | 页码 | | 病症 | 穴位 | 页码 |
|---|---|---|---|---|---|---|---|
| T | 痛经 | 神阙穴 | 82 | T | 吐泻 | 委中穴 | 212 |
| | | 带脉穴 | 106 | | 腿痛 | 委中穴 | 212 |
| | | 肝俞穴 | 138 | W | 外感风寒 | 大椎穴 | 54 |
| | | 八髎穴 | 160 | | 胃痉挛 | 内关穴 | 48 |
| | | 腰阳关穴 | 166 | | | 至阳穴 | 180 |
| | | 血海穴 | 204 | | 胃下垂 | 百会穴 | 1 |
| | 头痛 | 百会穴 | 1 | | | 膻中穴 | 62 |
| | | 太阳穴 | 8 | | 胃痛 | 梁丘穴 | 220 |
| | | 风池穴 | 26 | X | 心脏病 | 内关穴 | 48 |
| | | 列缺穴 | 32 | | 膝关节痛 | 血海穴 | 204 |
| | | 丰隆穴 | 228 | | 下肢酸痛 | 太溪穴 | 246 |
| | | 太冲穴 | 254 | | | 梁丘穴 | 220 |
| | 头晕 | 列缺穴 | 32 | | | 中脘穴 | 70 |
| | | 太溪穴 | 246 | | 消化不良 | 脾俞穴 | 130 |
| | | 风池穴 | 26 | | 老年性哮喘 | 肺俞穴 | 114 |